「尺度」を使った看護研究のキホンとコツ

《第2版》

〈執筆〉鳩野 洋子／長 聡子／前野 有佳里
〈総監修・執筆〉川本 利恵子

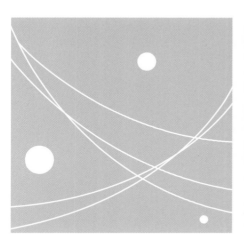
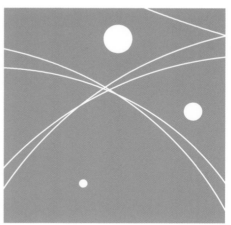

日本看護協会出版会

執筆者一覧（執筆順）

総監修・執筆：川本 利恵子　湘南医療大学保健医療学部
看護学科 学科長／教授
（序章／ CHAPTER 5 ／終章）

執筆：鳩野 洋子　九州大学大学院医学研究院保健学部門
広域生涯看護学講座 教授
（CHAPTER 1）

長 聡子　福岡女学院看護大学看護学部
看護学科在宅看護学領域 教授
（CHAPTER 2 ／ CHAPTER 4-1）

前野 有佳里　九州大学大学院医学研究院保健学部門
広域生涯看護学講座 准教授
（CHAPTER 3 ／ CHAPTER 4-2）

目　次

CHAPTER 3　尺度を使って研究をまとめる

はじめに

　看護実践者の方々、あるいは研究の初心者の方に向けて、できる限り短い時間でかつ正しい方法で看護研究を行ってほしいという願いから、本書の初版はスタートしました。

　初版より本書は、これまで多く出版されている研究の解説書、尺度開発方法の解説書とは趣を異にしています。本書の狙いは、皆様の貴重な時間と労力をかけて行っている看護研究のレベルを少しでも高めたいという点にあります。そのため、平易に書くことでわかりやすく、最後まで読めることに腐心しました。しかし、研究の研究たる真理の追求という重要な点は外さないようにということも大切にして執筆してきました。

　本書に一貫して流れていることは、研究のレベルを上げ、かつ時間を有効に使いながら信頼性のある研究を行うには、尺度を活用することが非常に有効ということです。そのためには、尺度の開発の過程を理解し、その意義を理解することが最も重要であり、前提になります。しかし、その尺度も安易に用いることや、用い方を間違えると大変な結果になることも、本書内で丁寧にお伝えしています。

　本書の意図を皆様にご理解いただき、これから行われる看護研究に生かしていただければこの上ない喜びです。そして、皆様が行った看護研究が良い成果を生み出すことを切に願っております。

2023 年 7 月　　　　　　　　湘南医療大学保健医療学部看護学科 学科長／教授

川本 利恵子

序章

看護研究における尺度活用の意義

　今この本を手にしているあなたは、研究に興味があるとか、看護研究をしてみたいと思っている方だと思います。むしろ、すでに看護研究に取り組まなければならない状況に追い込まれているのかもしれません。

　それでは、看護研究とはどのようなことをいうのでしょうか。看護研究は現場で実際に起こっている看護の現象を客観的な手法を用いて、ひもといていく方法であり、その結果は次の看護実践の裏づけ、いわゆる「エビデンス」といわれるものになります。

〈看護ケアは「学問」を基盤に発展してきた〉

　看護研究は、看護実践における質向上の社会的要請の高まりに対応するため、近年盛んに行われています。その背景には、看護ケアの知識と技術が「学問」を基盤にして発展していることを広く理解してほしい、また看護学を科学として価値づけ、継承していきたいという看護界の長年の熱き思いがあります。

　そこで、多くの看護系大学の教育課程では、重要な教育科目として、卒業研究などの研究に関する科目を開講しています。なぜなら、看護は「実践の科学」ともいわれますので、看護実践を通して先駆的な研究を推進できる研究能力を有する人材の育成が期待されているからです。看護系大学ではまず、看護を実践するために必要な知識・技術を習得することが求められ、3年生の後半からは、臨地実習によって学習の統合と判断力が育成されます。特に、研究能力を有する看護職となるためには、卒業研究の過程のなかで、研究テーマの絞り込み、文献検索の重要性、研究計画を立案することの難しさを学習し、「研究に王道はない」といわれていることを体感することが求められています。具体的な研究方法など看護研究の基本的なプロセスを学ぶとともに、なぜ看護の研究をしなければならないのか、研究成果を看護実践に活かす必要性についても学習することがシラバスで計画されています。卒業後は卒業研究での学習成果を活かし、将来は高い看護実践能力・指導能力・研究能力をもった研究者、あるいは教育者や指導者として活躍すること

が期待されています。

〈看護実践者による研究がもつ課題〉

　これまでの多くの看護研究は看護実践者によって行われてきました。しかし、看護実践を重視してきたこれまでの教育課程では、研究に関する教育が不十分で、系統的に研究の学習を積み重ねたとはいえない状況でした。

　最近では看護系大学に所属する研究者や教育者による看護研究が増え、その結果、研究手法も研究課題も多様化しました。近年、看護研究に関する書籍も多く発行されています。

　また、看護実践者による研究は、研究方法などの研究に関する基本について指導を受けながら研究を行う場合が多く、研究手法も質問紙による調査研究が大半を占めていました。質問紙調査方法は、研究目的に応じて客観的な情報を数的に得られるという特徴をもった優れた研究手法ですが、一方で、その調査用紙次第で研究の良し悪しが決まります。

　この質問紙調査研究において、調査用紙に既存の「尺度」を活用する研究手法が注目されています。尺度は明らかにしたいことを測るためにつくられた、いわば道具であり、ものさしでもあります。さらに、研究だけでなく、看護実践の状況把握や実践能力を高める要素としても尺度活用の可能性は高くなると予測されます。尺度は信頼性・妥当性などの精度検証を丁寧に行って開発されています。尺度を活用する場合は、尺度の開発目的をよく理解したうえで適切に活用することが最も重要となります。そして、目的にかなった活用をして得た結果は、看護の重要なエビデンスとなります。

　既存の尺度を活用した看護研究は、今後ますます活発になっていくと推測されます。しかし、信頼性・妥当性などの精度検証に乏しい尺度を活用した場合や、研究目的に合致していない測定概念の尺度であるにもかかわらず安易に活用した場合は、むしろ信頼を失う研究結果となるので、尺度の活用を慎重にすることが求められます。

〈尺度を正しく有効に活用して研究を行うために〉

　そこで、これまで多く出版されている看護研究に関する書籍ではなく、「尺度を正しく有効に活用して研究を行う具体的な副読本」が必要と考え、2016年に本書の初版を発行しました。それから7年が経ち、時代に合ったものに内容を見直し、このたび第2版を発行する運びとなりました。

　本書は研究の原理原則や基本的な方法論を学ぶために企画されたものでは

ありません。研究の方法論を学習したい方は、まずこれまでの看護研究に関する多くの書籍に基づき、さらにチャンスのある方は研究者の指導も受けながら学習していただきたいと思っています。

　本書は、尺度活用の有効性を聞きつけた看護実践者から、「尺度を使いたいが、どのような視点で選定したらよいかわからない」「よい尺度とはどのようなものなのか知りたい」、「尺度を使って調査をしたが、どのように分析したらよいかわからない」などの質問を受けることが多くなり、その要望に応えるために実践書のような形式にしています。また、看護実践者が多忙な業務のなかで時間を割いて実施した看護研究が、エビデンスとしての価値を認められない脆弱なレベルに終始していることや、それが常態化していることも否定できない現状を打破し、一歩一歩と歩みを進め、看護研究の価値を高める一助になればという狙いもあります。

　また、看護系大学院の増加に伴って、看護学領域で活用できる尺度開発が進みました。しかし、看護研究を行おうとしている多くの看護実践者が、難しい専門書を理解できず、そのためうまく活用もできずに模索している現状もまだ続いています。そこで、看護研究領域での尺度の開発方法や選定方法、活用方法をわかりやすく平易かつ簡潔に示した書籍である本書が、尺度の理解と活用を推進し、さらには看護研究への興味や関心を高め、その取り組み促進の一助となることを期待しています。

CHAPTER

1

尺度を選ぶ
──研究の目的に合った尺度をどう選ぶか

1 尺度とは

　尺度という言葉の説明を見てみましょう。日本看護協会出版会発行の『看護学事典』[1] によれば、「ある事柄（特性）について、一定の規則に基づいて数字や記号を割り当てる。つまり測定するときに使う基準のこと」とされています。

　尺度はよく、「ものさし」という言い方をされます。

　机の中に入っている定規を考えてみましょう。定規は、センチメートルという基準を示すことによって、「長さ」という抽象的なものを皆が共通して理解できるようにする働きがあります。

　「看護研究における尺度」も同じです。たとえば患者の不安について考えてみましょう。患者の不安は看護においてしばしば遭遇し、ケアを考えるうえでも重要な事象です。しかし、どういう状況を「患者の不安」ととらえるのかは看護職全員がまったく同じとは限りません。また、その強弱のとらえ方も人によってさまざまです。

　たとえばあなたの所属する病棟では、ケアの質を保つために不安が強い患者に対して標準化されたケアプログラムをつくろうとしているとします。その手始めとして、まず、どのような人が強い不安を感じるのかを明らかにしよう、ということになりました。この場合、強い不安を感じている人とそうでない人を区別することが必要になりますが、看護師がそれぞれで不安の度合いを判定したとしたら……。ありえませんが、調査にならないことは明らかです。

　こんなとき、不安を測定する尺度があれば、その区別に活用できます。すなわち、尺度は、抽象的な事象（概念）を、一定の見方に基づいて、その度合いを測ることができる道具であるということです。

　尺度を活用することによって、一定の見方で不安という抽象的な事象の強さ・弱さを測定することができるようになります。特に研究には、客観性や厳密性が求められるため、尺度を活用することはこれらに対応できるという利点をもつことにつながります。

　ただし、尺度の活用に利点があるからといって、日常の活動のどんな場面でも尺度を使ったほうがよい、といっているわけではありません。患者の不安に関していえば、ベテラン看護師であれば、患者の発言やちょっとした仕草や表情などの観察によって不安を察知し、それに応じて対応をしていると思います。それは看護師としての高い技量の表れでもあります。患者の立場

であれば、ろくに話もしないで「これに回答しておいてください」と尺度を渡され、回答をチェックされて「あなたは不安があるようですね」と言われた、というような対応は愉快なものではありません。

　尺度は適切に使えば強力な道具になります。十分目的を考えて活用し、乱用は避けましょう。

1 尺度に類似した言葉

❶ 尺度と指標

　尺度に類似した言葉には「指標」があります。日常的な会話のなかでは、指標と尺度が互換的に使われる場合もありますが、看護の研究においては、指標のほうが広い意味で使われることが多いようです。

　指標という言葉を使う場合には、①めじるし、という意味の場合、②ある事柄（特性）について見る視点を定めたもの、③尺度と同じ意味で用いる場合、があります。

　①めじるしの例を示しましょう。最初の不安の測定を研究報告に書く場合、「不安の指標として○○尺度（○○には尺度の名前が入る）を用いて調査を行った」という表現ができます。これは、めじるし、という一般的な用語と同様の意味で指標が用いられている例です。

　②ある事柄（特性）について見る視点を定めたものの場合はどうでしょうか。たとえば保健専門職による住民組織のコミュニティ・エンパワメント過程の質的評価指標の開発の例を見てみましょう。**表1**[2]（p.18）にその一部を示します。この指標は住民組織を評価する際、コミュニティ・エンパワメントの観点からはどのような点に着目すればよいかを示し、それぞれの項目に対して、文章により段階が設定されています。ただし、総合点などを出すことは想定していません。このように、一定程度の得点化は行うが、総合点を算出するような使い方ではない場合や、リカート尺度やSD法（p.19、20参照）を用いずに、文章でレベルが示される場合などは、指標という言葉が用いられている場合があるようです。

　③尺度と同じ意味で用いる場合です。CHAPTER 4で紹介する「警察官通報対応における保健師のケア実践行動指標」の例を見てください（p.124）。これは保健師が警察官通報対応時に行うべきケアをどの程度実施しているのかの度合いを測定するもので、尺度と同様の性質を有していますが、指標という言葉が用いられています。このような例は、非常に多いようです。

表1 保健専門職による住民組織のコミュニティ・エンパワメント過程の質的評価指標（一部）

領域	項目	段階	自由設定指標欄[*]	評価結果 年　月　日
基本情報				
Ⅰ 民主的な住民組織としての成長	① 組織の民主性	住民組織は、組織運営や活動に関する意志決定を 1　一部の構成員で行っている 2　構成員の意見を聞いて、一部の構成員が行っている 3　構成員全員による議論をするが、一部の構成員が行っている 4　構成員全員による議論をして、全員の合意のもとに行っている		段階　（　　） 自由記載欄
	② 住民組織としての活動の企画運営のあり方	住民組織が、活動の企画運営を 1　行政から依頼された活動を、そのまま行っている 2　行政から依頼された活動を、自分たちなりにアレンジしながら行っている 3　行政と相談のうえ、自己決定して行っている 4　自己決定して行っている		段階　（　　） 自由記載欄
	③ 構成員の協力関係	住民組織は、 1　一部の構成員に活動の負担がかかり、協力し合える関係がない 2　限られた一部の構成員で、負担時に役割を分け合うなどの、協力し合える関係ができている 3　いくつかの構成員のまとまりで、協力し合える関係ができている 4　組織全体として、柔軟に役割分担を変更するなどの、協力し合える関係ができている		段階　（　　） 自由記載欄
	④ 各構成員の尊重	住民組織は、 1　構成員の発言を無視したり、無理に発言を求めるなど、各構成員を尊重する雰囲気がない 2　限られた構成員の意見のみが通り、他の構成員の意見は聞き入れられないなど、特定の構成員を大切にする雰囲気ができている 3　一部の構成員の居心地が悪いことなどもみられるが、組織全体として、1人ひとりの構成員を大切にする雰囲気ができている 4　構成員の気持ちや意見を尊重し、必要な対応を考えるなど、組織全体として1人ひとりの構成員を大切にする雰囲気ができている		段階　（　　） 自由記載欄
	⑤ 活動のやりがいの共有	構成員が、自分たちの活動のやりがいや喜びを 1　語ることがない 2　誰かが尋ねれば、語ることがある 3　一部の構成員同士で語り合っている 4　ほとんどの構成員同士で語り合っている		段階　（　　） 自由記載欄
Ⅱ 住民組織の地域の健康課題解決への志向性	⑥ 住民組織の活動目的の明確化	住民組織が、 1　明確な活動目的をもっていない 2　構成員のみを対象とした、明確な活動目的をもっている 3　地域の健康づくりの実現を一部含んだ、明確な活動目的をもっている 4　地域の健康づくりを実現するための、明確な活動目的をもっている		段階　（　　） 自由記載欄
	⑦ 地域の健康課題の明確化と共有	構成員が、自分たちの地域の人々に共通の健康課題について 1　語り合うことはなく、共通の健康課題を知らない 2　専門家から聞くなどして、知識や情報として知っている 3　語り合いや学習などを通して明確化しているが、組織全体での共有はしていない 4　語り合いや学習などを通して明確化しており、組織全体で共有している		段階　（　　） 自由記載欄
	⑧ 地域の健康課題解決のための組織の役割	住民組織が、自分たちと地域の人々に共通の健康課題解決のために 1　役割を担っていない 2　構成員を対象に、役割を果たしている 3　行政に依頼された活動を行うことで、両方に役割を果たしている 4　自分たちで必要と判断した活動を行い、両方に役割を果たしている		段階　（　　） 自由記載欄

＊項目の段階が住民組織の実情に合わない場合は、この欄に住民組織の実情に応じた項目の段階を設定してください。

（中山貴美子：保健専門職による住民組織のコミュニティ・エンパワメント過程の質的評価指標の開発．日本地域看護学会誌，10(1)，p.49-58，2007）

筆者の主観ですが、尺度というと測ることや得点自体に重点が、指標というとそれを構成する項目が示す内容自体に重点が置かれるイメージがあります。

2 尺度とアンケート

多くの対象者に同じ質問をして回答を得る点で、尺度とアンケートが混同されることがあります。アンケートは、対象者の性別や年齢などの属性をはじめとした回答を集めたい複数の内容から構成され、その内容の1つとして尺度が含まれる場合がありますが、尺度とアンケートは同じものではありません。

MEMO
アンケートは、元々はフランス語で、調査という意味です。アンケート調査という記述を見かけますが、これは訳したら「調査調査」となります。そもそも学術論文ではアンケートという言葉はあまり使いません。質問紙調査などの表現をします。

2　尺度の種類

「尺度」という言葉を使ってあるものにも、いろいろなものがあります。この本で扱う尺度は、一番最初に示す測定技法による分類のうち①のリカート尺度を用いたものを中心に述べています。

また、その次に示す数の性質による分類は、統計学的な検定と直結しますので、知っておいたほうがよいでしょう。

MEMO
初めて尺度にふれる人は、ここは軽く読み飛ばしてください。自分が使うようになったら気になると思いますので、そのときにあらためて読んでください。

1　測定技法による分類

尺度は事象の状況を数に置き換えて表す道具です。それには事象を「測る」という手順がありますが、測り方もさまざまです。測定技法は、その測り方による分類です。

看護でよく活用されるのはリカート尺度、ビジュアルアナログ尺度でしょう。SD 法は心理学の領域でよく使われるようです。

1 リカート尺度（Likert Scale）

文を提示し、それに対して設定された段階のどこに該当するかを回答する形態です。段階は、5段階のものが多いようですが、4段階の場合や、7段階、9段階といったものもあります。集計は、1つの項目ごとに行われる場合もありますが、各項目の回答を得点化して、それを合計し得点とする場合

が多いようです。この用い方を集積評定尺度とよびます。p.121 の「一般病棟におけるがん患者の家族ケア実践評価スケール」も集積評定尺度です。

❷ ビジュアルアナログ尺度 (Visual Analog Scale)

図1に痛みをビジュアルアナログ尺度で測定する例を示します。これは Huskisson[3] が痛みの測定のために開発した尺度です。1 本の直線上の両端に測定する事象の最も弱い（もしくはない）状態と、強い状態を示し、自分の感覚がどの程度であったか、本人にその線の上に印をつけてもらう方法です。弱い状態からの印までの距離を測定し、それを得点とします。

❸ SD 法 (Semantic Differential 法)

アメリカの心理学者 Osgood が開発した方法で「意味微分法」ともいわれます。図2の例のように、対立する意味の言葉を両極に置き、本人の感覚が、このどの程度の部分に該当するかを選んでもらう方法です。

SKILL UP

集積評定尺度の必要性

看護研究で用いる尺度は、複数の項目から構成されているものが数多くあります。看護が扱う事象は多くの場合、抽象度が高く複雑です。そのため、その事象を測定するのに、1 つの項目だけで可能な場合はあまりありません。もちろん、「不安はどのくらいですか」、と直接尋ねる方法もありますが、それだと本人の認識に影響されるという欠点が生じます。

自分では不安がないと思っている場合であっても、寝つきが悪くなっていたり、食欲がいつもほどなかったり、あるいは人にそばにいてほしいと感じたりするなどの事象は、不安に伴う行動と考えられるのではないでしょうか。また、不安に対する支援を受けているかを尋ねる場合、あなたは精神的な支援と物理的な支援の双方を尋ねたいと思っていても、本人は金銭面のことだけを支援ととらえる、といったことも生じます。このように現象をさまざまな角度からとらえることや、あなたが本当に聞きたいことを聞けるようにするため、集積評定尺度が用いられるのです。

❷ 数の性質による分類

事象を数に置き換える場合、扱う事象によって、数としての性質は異なってきます。看護師は 1、助産師は 2、といった置き換えは、職種を区別する

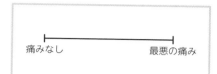

図1 痛みのビジュアルアナログ尺度

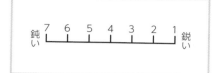

図2 SD法 (Semantic Differential 法)

意味はありますが、数の大小に意味はありません。一方、看護職としての経験年数を尋ねた数値は、数の大小に意味をもちます。前者の職種を表す数と、後者の経験年数の数は、性質が異なるため同じ扱いにはできないことがわかるでしょう。

　ある病院の看護職全体の状況を表す際、経験年数の数値であれば、平均の経験年数を計算することが可能ですが（すなわち、足したり割ったりできます）、看護師は1、助産師は2、と置き換えた数を足したり割ったりすることではできません。

　このように、事象を数として表す際の数の性質には4種類あります。①名義尺度、②順序尺度、③間隔尺度、④比尺度です。この区分は、前述したように統計学的な検定に直結していますので、区別できるようにしておきましょう。

1 名義尺度

　男や女といった、物事の特性を表したものです。データを入力する際にはたとえば男を1、女を2と置き換えて入力しますが、数値自体の大小に意味はありません。職種の例もこれに該当します。

2 順序尺度

　学校の成績順のように、順序関係に意味はあるが、数字の間隔は等間隔ではないものをいいます。たとえばテストの得点で、1位のAさんが100点、2位のBさんが50点、3位のCさんが48点であったとしましょう。順序尺度の場合、Aさんに1、Bさんに2、Cさんの3という数値を割り振ります。1、2、3はその順序のみに意味が生じ、数字の大小には意味がないことがわかるでしょう。

3 間隔尺度

　順序関係、そして数字の大小ともに意味をもつ尺度です。ただし、「0」すなわち事象が「ない」ということを意味していないところが、次の比尺度との違いです。間隔尺度の代表的なものは温度です。温度は0という数値は

あっても、それは温度が「ない」という意味ではありません。

④ 比尺度

順序関係、数値の大小に意味をもち、「0」すなわち事象が「ない」ということが存在するものをいいます。身長や体重などが例です。看護職としての経験年数もこれに該当します。

3 何を明らかにしたいのか明確にしよう

尺度を選ぶ前にまず大切なことは、自分は何を見たいのか、何を明らかにしたいと考えているのかをはっきりさせることです。

看護の現場にいると、「これってどういうことなのだろう」「どのくらい、それが起こっているのだろう」「どういう場合にそれが起こっているのだろう」「どうしたらそれが生じるのだろう」などの疑問が生じてくるでしょう。まずは、自分が何を知りたいと思っているのかをはっきりさせることが大切です。尺度は万能ではありません。すべての研究に尺度の活用ができるわけではありません。

● 尺度が使えない場合

たとえば、「これってどういうことなんだろう」といった、今まで看護で用いられてきた言葉では説明できないような事象を明らかにしたい場合は、質的な研究手法*を用いることになります。現象自体が明確でないのですから、尺度があるはずがありません。たとえば「閉じこもり*」の概念は今でこそ広く使われるようになり、尺度もつくられてきていますが、着目されだした当初は質的な研究から始まりました。

● 尺度を使える場合

「どのくらい、それが起こっているんだろう」「どういう場合にそれが起こっているのだろう」ということを知りたい場合は、尺度が使える可能性があります。しかし、まずは「それ」が一体何であるかを明確にする必要があります。自分が考えている現象（「それ」）を頭の中だけで考えず、文字として書いてみます。そうすることで考えていることが整理されるはずです。あなたの考えている現象は、どのような言葉で表現できるでしょうか。書き出したものが数行にわたるような文章であれば、整理されているとはいえませ

MEMO
*質的な研究手法
量的な研究手法は、事象を数量化して主に統計学を用いて事象の法則性や関係性を探求し、一般化を目指すことに対し、質的な研究手法は事象をありのままに記述することで、事象の深い理解や仮説を生み出すことを目指す。

MEMO
*閉じこもり
高齢者が家の中にばかりいて、日常の生活行動が極めて縮小している状態をいう。高齢者が要介護状態に至る状態像としてケアの対象となる状況とされている。

ん。そして、それは看護で使われる単語、たとえば「閉じこもり」に置き換えることができますか？　できる、ということであれば、尺度の出番かもしれません。

> 　Ａ看護師長は看護に対して熱意を感じられず、無気力に見えるような看護師が病院内に多くなっていることが気になっています。Ａ看護師長は、どのくらいの看護師がそうなっているのかということに加えて、どういう人がそうなっているのか、具体的には経験年数の違いによる差、病棟による差を知りたいと考えました。そして書籍などから、自分が気になっている現象は、バーンアウトという言葉で表すことができると考えました。そのため次のステップとして、バーンアウトを測定できる尺度がないか探すことにしました。

　尺度は現象（概念）を測定します。現象（概念）には必ず定義があります。バーンアウトの尺度はいくつかありますが、久保・田尾の尺度では、その定義を「過度で持続的なストレスに対処できずに張りつめていた緊張が緩み、意欲や野心が急速に衰えたり乏しくなったりしたときに表出される心身の状況」と述べています[4]。これは、Ａ看護師長が気になっている「看護に対して熱意を感じられず、無気力に見えるような」をより明確に示しているように思います。本当に自分が測りたいものを明確にすることができていれば、それに合致する単語（定義も含む）に出会ったときには、「自分の測りたいものはこれだ！」という気持ちが得られることでしょう。

4　尺度を探してみよう

　測りたいものが決まったら、尺度を探すことになります。尺度を探すのに一番容易な方法は、文献の検索エンジンを活用することです。

①医学中央雑誌刊行会（https://www.jamas.or.jp）：看護師になるための教育を受けた際に、多くの人が活用したのは日本国内で最も大きな医学系の検索サイトの1つである医学中央雑誌刊行会の医中誌 Web ではないでしょうか。ただし、使用は無料ではありません。たいていの看護教育機関は法人契約をしているので、学生の場合は学校で検索が可能ですが、それ以外の人が個人的に見るには個人契約をすることでアクセスが可能にな

ります。

②**日本看護協会最新看護索引 Web**（https://www.nurse.or.jp/nursing/library/sakuin）：日本看護協会会員の場合は日本看護協会最新看護索引 Web を無料で活用することができます。家にインターネットを接続していない場合は、日本看護協会図書館に出向いて検索することも可能です。また、有料ですが文献複写サービスも行っているので、申し込めば論文のコピーを手に入れることができます。

③**J-STAGE**（ジェイステージ、https://www.jstage.jst.go.jp/browse/-char/ja）：J-STAGE は文部科学省が所管している科学技術振興機構（JST）が運営する電子ジャーナルの無料公開システムで、検索も無料です。ここに掲載されている論文は、原則として、抄録も含めて全文を読むことができます。ただし、有料のもの、閲覧に一定の制限がかかっているものが一部あります。

④**Google Scholar**（グーグルスカラー、https://scholar.google.co.jp/）：そのほかの無料の検索エンジンとして Google 社が提供する Google Scholar があります。英語の論文も検索することができますが、日本語のみの限定をかけての検索も可能です。

　J-STAGE や Google Scholar で見たい文献が見つかったけれど、その全文は読むことができない場合はどうしたらよいでしょうか。有料の場合は、それぞれの条件により申し込みを行います。また近年は、社会貢献の一環として学生や教員以外の一般利用者への文献複写サービスを行っている大学もあるので探してみましょう。

　そのほか、上述のような検索エンジンではなく、インターネットの検索サイトに、キーワードを打ち込んで探すこともできます。近ごろは大学の紀要などの出版物などを広く公開している場合や、個人の研究者が自分のホームページを開設し、そのなかで自分が開発した尺度を公開している場合もあります。ただし、これは広く探すという観点からはあまりお勧めできません。

COLUMN

海外で開発された尺度を使いたいとき

　尺度を探していたら、日本語以外の言語だけれど、テーマにぴったりの尺度が見つかったとします。「よし、これを日本語に翻訳すればいい！」と飛びついてはいけません。海外で開発された尺度を日本で用いる場合は、使えるようにするための手順が決まっています。「××尺度日本語版」というものは、その手順を踏み、日本でも使えることを確認して世の中に出てきているのです。そのため、一般的には、特に学位論文といった場合には翻訳すれば使えるものではないことを覚えておきましょう。

SKILL UP

学位論文のなかに記載されている尺度

　修士論文や博士論文のなかで作成された尺度で、まだ学術誌などで公開されていない尺度をあなたが活用したいと考えた場合は、活用する前にその開発者に連絡をとることが必要です。なぜなら、多くの場合、開発者は広く活用してもらうために、学術誌に公開する準備をしているはずだからです。たまたま手に入れることができた場合であっても、本人が学術誌に公開する前に勝手に使ってしまうと、その論文の独創性が薄れるとともに、場合によっては、開発者が論文として公開することができなくなる場合もあります。すでに学術誌などで公開されたものに関しても、開発者に許諾を得ることが原則です。まだ学術誌などで未公開の尺度に関しては、特にそれが求められます。

5 | 尺度開発の過程が記載された文献を読もう

　あなたが使いたい尺度に出会うのは、尺度を使った論文を読んで、という場合が多いかもしれません。そこに尺度の項目が書いてあったとしても、尺度がつくられた（開発）過程が記載された文献を必ず読みましょう。その論文の引用文献に、出典が書いてあるはずです。論文の題名は「○○尺度の開発」や「△△尺度の作成と信頼性・妥当性の検討」などが多いでしょう。

　そうする理由は、①その尺度は本来、どのような対象に対して何を測定するものなのか、②尺度としてどの程度、成熟した尺度なのか（尺度の信頼性・妥当性）、③どのようにして使うことを想定して作成されたものであるのか、を確認することができるからです。尺度を選ぶときにも、この3点を

COLUMN

　教育・研究機関にいる人に直接連絡をとるのは、ハードルが高いと感じるかもしれません。しかし、連絡が来たことを不快に思う教育・研究者はまずいないと思います。なぜなら、連絡をくれた人は、自分が心血を注いでつくった尺度に興味をもってくれた人だからです。所属機関のホームページを見ると、教育・研究者のメールアドレスが公開されている場合も多くなっています。公開されていない場合は、郵便で連絡をとるのが確実でしょう。その際、常識ある行動をとる必要があることはいうまでもありません。

指標にします。

　活字になったものは無条件に信頼しがちですが、活字になっている尺度を活用した論文だからといって、必ずしも尺度本来の目的や活用方法で使われているものだけではありません。また、尺度自体が尺度として十分検討されていない、開発段階のものである場合もあります。

　正しい使い方をしないと、せっかく調査を行っても、その結果があまり信頼の置けないものになる可能性が生じます。また、もし尺度が開発段階のものであるとしたら、より成熟した（信頼性・妥当性が確立された）尺度を探すことや、その尺度を作成した人が、その後、より尺度を精錬する研究を実施していないのか探す、尋ねるといったこともできるでしょう。

　その手間を惜しんではいけません。あなたは何か新しいものを使うときは、必ず取り扱い説明書を読むでしょう。そうしないと、最も効果的な使い方ができないからです。尺度がつくられた過程が記載された文献は「尺度の取り扱い説明書」でもあります。加えて、あなたがその尺度を使うことになった場合、自分の結果と照らし合わせることのできる貴重な資料になるはずです。

6 尺度の特徴を確認しよう

　尺度を使う場合に必ず確認しなければいけないことは大きく2つあります。1つは、①何を測っているのか、②誰に対して使うことを想定してつくられたものであるのか、ということです。

1 何を測っているのか（尺度の定義）

　前述（p.22）の「3　何を明らかにしたいのか明確にしよう」でも述べましたが、大切なことは、あなたが何を測りたいのか、その尺度は本当にそれを測っているのか、ということです。

　たとえばあなたが測りたいものが「患者の不安」であるとします。たまたま雑誌を読んでいたら「患者の混乱」を測っているものがありました。「不安」と「混乱」はちょっと似ている気がします。実際、尺度のなかの項目を見ていると、何だか使えそうな気がしてきて……。

これは実のところよくある状況です。でもここで安易に「混乱」の尺度に飛びついてはいけません。なぜならあなたの測りたいものは、「不安」であって「混乱」ではないからです。広辞苑を引いてみましょう。不安は「安心のできないこと、気がかりなさま、心配、不安心」と書かれています。混乱は「心がくらみ、分別がなくなること」です。不安をもっている人のなかには、それが原因で混乱状態になる人はいると思いますが、皆がそうなるものではありません。

既存の尺度には、必ず尺度が測ろうとしているものの定義が記載されています。その定義があなたの測りたいものと一致しているのか、十分に吟味しましょう。たまたま目についた尺度に安易に飛びつかないようにします。

❷ 誰に対して使うことを想定してつくられたものであるのか

不安を例に説明してきましたが、患者の不安もひとくくりに扱えないことを看護職であるあなたは経験していることでしょう。

「初めて入院した人の不安」「手術を受ける人の不安」といった置かれている状況によって、「がん患者の不安」と「慢性疾患患者の不安」のような疾患によって、そして「妊婦の不安」と「産婦の不安」のような対象によって異なります。

当然ですが、尺度は誰に対しての尺度であるかによって内容が異なってきます。もちろん、対象をあまり限定せずに、広い対象への活用を前提として作成された尺度もあります。その確認が重要です。がん患者の不安の尺度を慢性疾患患者に使うことはできません。もし使ったら、回答する患者は自分に該当しない項目に困ってしまい、回答しない状況が生じてしまうでしょう。

7 尺度の信頼性・妥当性を確認しよう

本項の「1　尺度の信頼性」と「2　尺度の妥当性」は、「よい尺度かどうか」を見極めるために知っておきたい事項について書いています。

1 尺度の信頼性

尺度開発の過程を記載された文献を読んだことのある人は、このような文章に出会っているのではないでしょうか。

…この尺度は信頼性・妥当性ともに開発過程で確認されている…

これは、自分が使った尺度はよい尺度という保証があるものを使っています、ということをアピールしている文章です。

たとえば工業製品であれば、ISO（国際標準化機構 International Organization for Standardization）のような製品の品質保証のための基準があったり、JIS（日本工業規格 Japanese Industrial Standards）マークがついていたりします。尺度における信頼性・妥当性は、尺度の良し悪しを見極める基準といえます。

このうち信頼性は、対象とする属性を測定するときの一貫性[5]とされています。

信頼性を見る観点には、いくつかの見方があります。次からその種類について見ていきましょう。

● 安定性

尺度はものさしですから、同一のものに関しては、何回測っても同じ結果が出る必要があります。それを見ているのが安定性です。これを見るには、ある時点で複数の人に開発した尺度に対して回答してもらい、期間をおいて再度、同じ人に同じ尺度の回答を求め、回答がどの程度一致しているのかを見ることで確認します。たとえば尋ね方に曖昧な部分があったとしたら、回答のぶれは大きくなるでしょう。このぶれを実際には、最初の回答と2度目の回答の相関係数*を測定することで見ることになります。その相関係数の値を信頼性係数とよび、0〜1までの値をとります（理論上は－1〜＋1ですが、通常は－が起こることは想定しにくい）。基準としては測定しているものにもよりますが、0.7以上が1つの目安となるでしょう。

ただし、その尺度が人の心理状態を測定する場合などでは、時間がたつと心理状態は当然変化します。そのため、どの程度の期間をあけて確認するかは、扱う事象によって異なります。

● 内的一貫性

複数の質問で構成されている集積評定尺度の信頼性を見るためのものです。集積評定尺度は複数の項目で1つの事象（概念）を測定していることになるため、当然、1つひとつの項目が同じ事象を測定していなければなりません。この程度を示すものが内的一貫性です。

MEMO
*相関係数
2つの観察した数量間の直線的な関係性の強さを示す統計用語。Aが増加すればBが増加する場合を正の相関（＋の値をとる）、Aが増加すればBが減少する場合を負の相関（－の値をとる）という。

内的一貫性を見るために最もよく使われる方法が、クロンバックのα係数（もしくはα係数）です。係数は0〜1までの値をとります。基準に関しては、さまざまな議論がありますが、たとえばA病院の患者集団といった集団の測定に用いる場合であれば、少なくとも0.7以上、○○さんの不安といった個人の測定には最低0.8以上が望ましいと思います。まれにα係数が0.5に満たないような尺度がみられますが、そのような尺度を使ったら、せっかく調査をしてもその結果自体が信頼が置けないことになるため、測定に用いるのは望ましくありません。

もう１つの方法が、折半法です。折半法は尺度を構成する項目を２つに分けて別々に得点化し、それぞれの得点の相関係数を見る方法です。スピアマン-ブラウンの公式を用いてその得点を修正したものが用いられることが多いのですが、２群の分け方によって係数が異なってくるという欠点があります。

● 均等性

安定性、内的一貫性は自己申告により評定するものでしたが、尺度の測定方法には、研究者が観察するという方法を用いるものもあります。たとえば、認知症の人の行動・心理症状（BPSD）を測定する場合などであれば、自己申告の方法は使えません。そのような場合、具体的な行動などを示したものを研究者が観察により評定することになります。

このような観察で測定する尺度の信頼性を見るためには、訓練を受けた複数の観察者が同じ事象をそれぞれ観察により定し、その評定が一致するかどうかを見ます。これを評定者間信頼性といいます。この場合も安定性を見るときのように相関係数を計算します。そのほか、一致した項目数÷全体の項目数の計算をして、一致度を計算する場合もあります。

2　尺度の妥当性

尺度の妥当性とは、本当に測りたいものを測っているかを意味します。がん患者の不安を測定したい場合、本当にがん患者の不安が測れているのか、ということです。尺度の妥当性を見るのにはいくつかの方法があります。ここでは、①内容妥当性、②表面妥当性、③基準関連妥当性、④構成概念妥当性について説明します。自分が使いたい尺度を見た際に、どの妥当性を検討しているのかを確認しましょう。

ただし、妥当性の確認は、ある意味、終わりのないプロセスです。どれをやったから完璧というものではありません。内容妥当性、表面妥当性は妥当性の確認の最初のステップです。一定程度の妥当性があるという場合は、基

準関連妥当性や構成概念妥当性の検討を行い、それがある程度基準を満たしている場合にいわれることが多いようです。

● 内容妥当性とは

内容妥当性は、尺度項目が測りたいものを測っていると考えられるかを見るために、それに精通していると考えられる人に尋ねて、その概念を測定できているかを確認することです。最低2名以上に項目を見てもらい、意見を聴取します。

● 表面妥当性とは

表面妥当性は、その文字が示すとおり、尺度の項目の表現がわかりやすいか、理解が可能であるかを見ることです。これは専門家ではなく、その尺度を使う対象の人に見てもらいます。たとえば、高齢者に対する尺度などの場合、専門家や研究者にはわかっても高齢者には伝わりにくいといった場合があるので、このチェックは欠かせません。

● 基準関連妥当性とは

> あなたは、看護師長のリーダーシップを測定する尺度を開発しようとしています。その尺度開発の過程での調査において、自分の尺度でのリーダーシップ得点と、調査の際に一緒に尋ねておいた既存の信頼性・妥当性が確認されている一般人向けのリーダーシップの尺度の得点との相関関係を検討しました。

既存のリーダーシップ尺度と、新しい看護師長を対象としたリーダーシップ尺度は、立場は異なってもリーダーシップという概念を測定している関係上、その得点に相関関係が生じることが考えられます。

基準関連妥当性は、このように、見たい尺度に関連があると考えられる既存の尺度との間の相関関係が成立するかどうかを見ることで妥当性を確認する方法です。相関関係が見られないと、妥当性があることにはなりませんが、非常に強い相関があればよい、というわけでもありません。なぜなら、非常に強い相関が出た場合であれば、すでに存在する尺度を使えば、その事象（概念）を測定できる可能性が考えられ、新しい尺度をつくる意味が問われる場合があるからです。どの程度の関係の強さがよいかは、一概にはいえません。

● 構成概念妥当性とは

構成概念妥当性は、本当にその尺度が測ろうとしている概念を測ろうとしているのか、妥当性そのものに迫るもので、証明することが最も難しい妥当性です。構成概念妥当性を示すためには、その事象（概念）に関する理論を

考慮し、得られた結果がその理論と論理的な整合性を有するかを示すことになります。

　この構成概念妥当性を示す方法でよく行われているものを2つ示します。1つは既知グループ法です。これは尺度が測定する概念に関して差があることが予想される複数の集団に対して、その尺度を活用し、想定される違いが現れるかどうかを見るものです。看護師長のリーダーシップを測定する尺度の例であれば、看護師長とスタッフ看護師の得点は当然異なることが予想されます。差が現れるかを確認することが妥当性の確認につながります。

　もう1つが、統計学的な手法である因子分析を行う方法です。因子分析によって、その尺度項目のなかに潜んでいるいくつかの特性（因子）を探ることになります。これを探索的因子分析といいます。抽出された特性（因子）は、その尺度が測定しているものと理論的な関連を有していることが必要です。尺度開発にかかわる論文の考察で、その得られた特性（因子）に関して、測定する概念との関連を理論などを用いて説明が行われているのはこのためです。

　また、探索的因子分析により因子が抽出された場合、改めて得られた尺度のデータを用いて、その因子構造が妥当であるのかを検証することも近年よく行われています。これには共分散構造分析という手法が用いられますが、これを確証的因子分析（確認的因子分析ともいう）といいます。

　構成概念妥当性の検討は1つの方法だけではなく、複数の方法が用いられ

COLUMN

尺度の特徴や質の高さを示す基準—COSMIN（COnsensus-based Standards for the selection of health Measurement INstruments）

　あなたが使いたいと思った尺度の開発論文を読んだときに、「COSMIN基準に基づいて」と記載されている場合があるかもしれません。

　COSMINとは、COnsensus-based Standards for the selection of health Measurement INstruments（健康関連尺度の選択に関する合意に基づく指針）の略称で、患者の視点で評価される主観的な指標（例：症状、生活の質）の特徴や質をみるための基準です[6]。尺度特性が「信頼性」「妥当性」「反応性」の3つの領域に分類され、反応性以外の領域の中にはさらに複数の項目の尺度特性が示されています。COSMINでは具体的に尺度特性を確認するためのチェックリストも作成されています。

　近年、COSMIN基準に基づいて開発された尺度が多くみられるようになっています。また、あなたが測定したいものについて複数の尺度があった際、COSMIN基準で挙げられている項目を用いることによって、その尺度の質を評価することにも利用できるでしょう。

　COSMINは現在も継続して改良が行われており、最新の状況は下記URLより確認できます。

・COSMINのWebサイト：https://www.cosmin.nl/

ることがほとんどです。

　ここまで、信頼性と妥当性を見てきました。信頼性はあっても妥当性のない尺度は存在しますし、逆の場合もあります。尺度を活用する際は、その尺度の開発された過程を示した論文を読んで、信頼性・妥当性の双方を自分の目で確認して用いるようにしましょう。

　また、尺度はこのような信頼性・妥当性の検討を経て作成されているものです。時に安易に項目を変えたり、減らしたり、あるいはつけ足したりして測定に用いているものを見かけますが、そうすることは、尺度の信頼性や妥当性を損なうことにつながりかねません。著作権の点からもですが、安易な改変は慎んだほうがよいでしょう。

8 尺度の活用例を確認しよう

　使いたい尺度が決まったら、その尺度がつくられた過程について書かれた論文のほかに、その尺度を使った研究例が書かれた論文を探して読んでみましょう。そうすることで、以下のようなメリットがあります。

1 尺度を使う場合の注意点がわかる

　「5 尺度開発の過程が記載された文献を読もう」（p.25）に記したように尺度がつくられた過程について書かれた論文を読んでいるあなたは、本来の使い方を知っていると思います。前述したようにその本来の使い方に基づいて使うことが基本ですが、その尺度を活用した論文では、場合によっては、尺度を作成した段階などではわからなかった注意点などがわかることがあるかもしれません。たとえば、少し過去の尺度を活用する場合や、看護以外の分野で開発された尺度などの場合、項目の意味や言い回しなどが伝わりにくいことなどがプレテストで判明したため、解説を加えて活用されている場合があるかもしれません。

　また、項目や活用手順は勝手に変えないことが原則であることは述べましたが、尺度の信頼性・妥当性に配慮しながら、少し変えて使っているものがあるかもしれません。その場合は、どのような工夫をして信頼性・妥当性を

損なわないようにしたのか知ることで、あなたがそのままの活用は難しい、と考えている場合の参考になるでしょう。

② 自分の調査結果の予想ができる

あなたはケアの実施に関して、ケアができている看護師とできていない看護師を判断して、できていない看護師は、どういう人なのか、また、どのようなことができていないのかを判断したいと考えました。その内容を測定する尺度を探したところ、海外の尺度を翻訳した尺度がその内容に合致することがわかりました。翻訳された日本版の尺度を使用した研究結果を読むと、得点が海外での結果より全体的に低くなっていました。その理由として、日本人の謙遜の文化が影響しているのではないか、と考察がされていました。

このような場合は、この尺度の使用に関して再度検討が必要です。尺度を翻訳して使用する場合のきちんとした手順を踏んで開発されているとしても、あなたの本来の目的に合致するかどうかは疑問だからです。なぜならば、全体的に得点が低い……ということは、あなたの目的である、できている人とそうでない人を分別する、という目的には合わないかもしれません。

このように、使いたいと思っている尺度を活用した論文の対象は、当然あなたが見たい対象とは異なりますが、それでもその結果を見ればある程度はあなたの調査結果の予測ができ、そのうえで自分の研究目的に合致する尺度であるかの判断につながるメリットがあります。

③ 自分の調査結果と比較することができる

尺度を自分の対象に用いた場合、その結果の意味を解釈することになります。尺度は「ものさし」ですから、意味を解釈する際は、何らかの基準が欲しくなります。それでないと、あなたのとったデータの得点が高いのか低いのかの判断はできません。

尺度によっては、「何点以上は危険」などの基準が設定されているものもありますが、そのような基準がないものの場合は、その尺度を活用した他の研究が1つの基準になります。加えてあなたの対象とは異なってはいても、

看護の視点から見て双方の対象の特徴を踏まえながら解釈することは、研究結果の解釈に深みをもたらすことにつながります。

　尺度はうまく活用することで、看護ケアに有益な示唆を与えてくれるものになります。繰り返しになりますが、一番大切なことは、あなたが明らかにしたいと思っていることは何か、そして使いたいと思う尺度はそれに合致しているかです。それらを十分検討したうえで尺度を活用しましょう。

■引用・参考文献
1）見藤隆子, 小玉香津子, 菱沼典子総編集：看護学事典 第2版. 日本看護協会出版会, p.418, 2011.
2）中山貴美子：保健専門職による住民組織のコミュニティ・エンパワメント過程の質的評価指標の開発. 日本地域看護学会誌, 10(1), p.49-58, 2007.
3）Huskisson EC.：Measurement of pain. Lancet, 304(7889), p.1127-1131, 1974.
4）久保真人, 田尾雅夫：バーンアウトの測定. 心理学評論, 35(3), p.361-376, 1992.
5）Polit DF., Beck CT.：看護研究原理と方法 第2版. 近藤潤子監訳, 医学書院, p.430, 2010.
6）加藤尚子：COSMIN—健康関連尺度の選択に関する合意に基づく指針. 看護研究, 53(1), p.47-54, 2020.

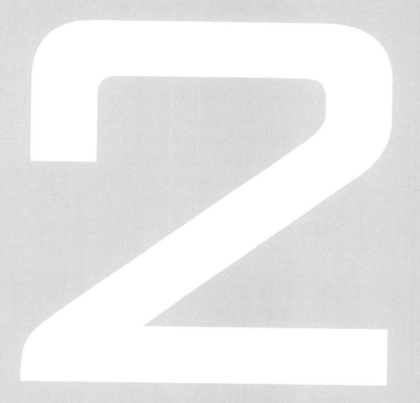

CHAPTER

2

尺度を活用した研究を
はじめる

I 守らなければならないルール

　尺度は適切に使用すれば、強力な道具になることは CHAPTER 1 で述べましたが、あなたが尺度を使って研究を行う際には、いくつかの守らなければならないルールがあります。

　信頼性や妥当性などの精度を多角的に検証した尺度は、ルールに則り、適切に用いたならば、研究結果として得られたものは看護のエビデンスとなります。

　あなたはこれから尺度を使って研究をしていこうと考えていると思いますが、その前に、以下に示す5つのルールをしっかり理解しておきましょう。

> ルール1 尺度は照合機能を備えたチェックリストではない
> ルール2 尺度開発者への倫理的配慮に留意
> ルール3 研究対象者への倫理的配慮にも注意
> ルール4 尺度の改変をしてはいけない
> ルール5 尺度を用いた研究の限界を知っておこう

ルール1 尺度は照合機能を備えたチェックリストではない

　あなたはどのような目的で尺度を用いるでしょうか。尺度は、患者の不安や看護師のストレス状況など、目に見えない現象を測りたいと思ったときに活用することが多いと思います。

　あなたが尺度を用いるのは、「自己評価をしよう」「ある集団の理解や実態把握がしたい」「看護研究に取り組んでみよう」と思ったときなどでしょうか。もしくは、「どのようなアプローチをしたらよいかわからないので参考にしよう」と思ったときに尺度を活用するかもしれません。尺度は自己評価でも看護研究などでも活用できるものですが、いずれの場合でも、その活用には留意しなくてはならないことがあります。

　筆者が開発した「一般病棟におけるがん患者の家族ケア実践評価スケール」[1] を例に考えてみましょう。この尺度は一般病棟のがん患者の家族ケアに焦点を当てており、看護師やチームケアの自己評価を行うための尺度として開発されました。「家族の抱える問題の把握と負担への配慮」「家族機能を

考慮した関わり」「患者の死を受け入れる準備段階にある家族への支援」「家族が患者の療養生活を効果的に支援するためのチーム医療の調整と情報提供」の4因子29項目（p.116、121参照）から構成されています。

あなたはこの尺度を用いて、ある病院の看護師全員を対象に、がん患者の家族ケアの実践状況について看護研究をしたとします。尺度の総得点や因子別の得点はどうでしょう。ここでは、全体的に低い得点だったと仮定しましょう。研究対象となった病院では得点が低かったために、この尺度項目に記されたすべての家族ケア内容を実践できるように取り組むかもしれません。

ここでもう一度押さえておきたいのが、尺度はあくまでもものさしであり、道具だということです。尺度は、尺度を構成している項目のみを実践することによって、がん患者の家族ケア内容が網羅されるという照合機能を備えたチェックリストではありません。つまり、必要最低限の手順や方法が列挙された「チェックリスト」と測定道具である「尺度」の区別をしておく必要があります。

尺度を構成する項目は、ものさしになるために多くの統計的処理を生き残ってきた精鋭です。尺度をつくる過程では、当初、多くの質問項目が用意されます。しかし、各研究段階において、同じような意味内容をもつ項目、ものさしになるには測定概念への影響が低すぎる項目などは統計処理の結果、削除されていきます。

そのため、尺度を活用した看護研究の場合では、得られた調査結果の解釈を行う際、尺度項目のみを遂行することが、イコール、あなたが測定したいと思っている現象を十分に反映するようになるわけではないことに留意して活用していく必要があります。

SKILL UP

チェックリスト（Checklist）

チェックリスト（Checklist）は、広辞苑によると、「点検・調査事項を列挙した表。照合表」とされており、元々は作業手順や方法を列挙した照合表として導入されました。主に作業段階でのミスや漏れがないように確認や照合していくことを意図したものですが、「〇〇チェックリスト」と命名されている尺度も散見されます。たとえば、乳幼児行動チェックリスト改訂版[2]やPublic Health Research Foundation ストレスチェックリスト・ショートフォーム[3]などです。

尺度にはスクリーニングやある反応の査定としての意味合いでチェックリストという言葉が用いられているものもあります。チェックリストといっても、なかには信頼性や妥当性の精度が検証された測定道具としての尺度と同等の性質を備えているものも存在しています。

ルール2　尺度開発者への倫理的配慮に留意

　あなたが使ってみたいと思う尺度は、インターネットなどが普及した現在において、今や簡単に手に入れることができるかもしれません。しかし、尺度は著作物であることを忘れてはいけません。著作物の取り扱いは著作権法*によって保護されていますが、尺度を使いたい場合には尺度を開発した著作者への使用許諾をとる必要があります。

　また、論文や学会などで研究発表を行う場合には、適切に出典を明記しなければならないことも知っておきましょう。

　さらに、尺度を用いて得られた研究結果は、著作者にフィードバックすることをお勧めします。なぜならば、著作者から分析やまとめ方などの適切なアドバイスをもらえるかもしれないこと、あなたが行った研究結果が著作者の潜在的思考を引き出すかもしれないこと、さらにはこれらの相互作用が研究の発展や看護の質向上に寄与するかもしれないからです。

　なお、尺度の使用許諾のとり方については、後述します。

MEMO
＊著作権法によると、著作物とは「思想又は感情を創作的に表現したものであつて、文芸、学術、美術又は音楽の範囲に属するものをいう」とされ、著作者とは「著作物を創作する者をいう」と定義されています。著作権法の第六十三条では、著作権者は、他人に対し、その著作物の利用を許諾することができ、許諾を得た者は、その許諾に係る利用方法及び条件の範囲内において、その許諾に係る著作物を利用することができるとされています。

ルール3　研究対象者への倫理的配慮にも注意

　あなたは日頃から患者さんに用いている体温計や血圧計などの特徴や使い方、留意点を理解せずに使用していることはまずないと思います。少し逆説的に述べましたが、あなたが使用する道具は、どのような目的で何を測定する道具なのか、測定値の意味することは何か、使用時に注意することは何か……など、「取り扱い説明書」をしっかりと理解して活用していますよね。

　当然のことですが、尺度も道具です。理解していない道具を用いて対象者に使用したならば、それは対象者への倫理的配慮に欠ける行動につながることは容易に理解できます。

　あなたは尺度を用いた研究を始める前に、使用しようとしている尺度はどのような開発目的があり、どのような対象者に活用でき、どのような留意点があるのか、どの程度の信頼性や妥当性が確保されたものなのかなど、しっかりと理解しておく必要があります。

　また、尺度は比較的簡便に活用できる測定道具ですが、回答者の負担にも配慮が必要です。回答のための時間的拘束の程度はどのくらいなのか、尺度項目のなかで精神的負担を生じる可能性のある対象者はいないかなど、回答者の負担の内容や程度についても事前に考慮しておかなければなりません。

表1 特別な配慮を必要とする研究対象者

研究参加への同意を得る際に特別な配慮が必要と考えられる対象者	理由	主な対応
ケアの受け手（患者・利用者）、学生、スタッフ、妊婦、高齢者、社会的弱者、受刑者	研究者との関係・立場などから、本人の意思で決断することが難しいため	・直接利害関係のある人が携わらない ・不利益を受けることなく、研究参加を拒否、また同意した場合であってもいつでも取りやめることができるよう配慮する ・可能な限り文書による同意を得る
子ども、終末期にある人、死別後の家族、精神を病む人、認知症のある人、精神発達障害のある人、意識障害のある人、鎮静を受けている人	理解力や判断力が十分でなく、本人の意思による決断が難しいため	・本人から同意を得られるよう努める ・本人からの同意を得るのが難しい場合は、あらかじめ倫理審査委員会などによる審査・承認を受けたうえで代理の人からの同意を得る ・文書による同意を得るのが難しい場合は、その旨を記録に残す

（日本看護協会：看護研究における倫理指針(2004)を参考に作成）

特に、回答者への倫理的配慮が重要視されるケースとして、子どもや学生、妊婦、高齢者、終末期にある患者や死別後の家族、精神的な障害をもつ人などを対象とする場合には研究依頼や調査の時期・方法についての十分な配慮が必要となります（**表1**）。

最後に、研究対象者への倫理的配慮として、個人情報保護への配慮も忘れてはいけません。個人情報保護とは個人情報の有用性に配慮しながらも個人の権利や利益を保護することを目的としていますので、データの取り扱いにおける個人情報漏洩への対策が必要となります（p.60参照）。データ収集や管理については、研究者の倫理的行動がより求められてきます。

ルール4　尺度の改変をしてはいけない

尺度を用いる場合、原則として、尺度項目の改変、つまり、尺度の質問項目の削除や追加、表現の仕方や配列の変更などは行ってはいけません。

そもそも尺度は、開発された過程において、その尺度全体の信頼性や妥当性が確認されています。万が一、ある尺度の一部分だけを抽出して使用したり、一部分の表記を変更して使用したりしたならば、その尺度の本来もつ精度（信頼性や妥当性）が担保できなくなるだけでなく、正確な測定結果が得られなくなる可能性があるからです。同時に、尺度開発者に対する著作権侵害が生じる可能性があります。そのため、尺度は開発者が意図した適切な使い方で活用するようにしましょう。

最近では看護学領域での尺度開発も盛んになってきました。尺度を用いた研究を行う場合、できるだけ信頼性や妥当性の確保された既存の尺度を用いたほうが、研究の質も効率もアップします。まずはあなたの測りたいと思っ

ている現象が測定できる尺度を、時間をかけて検索してみることから始めて
みましょう。

しかし、「そうは言っても……」とよく耳にするのが、「自分が使いたい
尺度がない」という話です。自分の研究目的に合致するような尺度がない
場合、どうしたらよいかわからず、途方にくれてしまうかもしれません。

自分で質問項目をつくってみる

あなたは自分の研究目的に合致するような尺度がない場合、自分で独自
に質問項目をつくってみるかもしれません。または、既存の尺度の一部分
のみを活用したい、尺度の表現の仕方を少し具体的に修正して使いたい、
など既存の尺度の改変をして使いたいと思うかもしれません。そのような
場合はどのような点に注意しておけばよいのでしょう。

尺度の信頼性や妥当性などの観点からはあまりお勧めしませんが、いく
つかの考え方を示します。

まず、自分で独自に質問項目をつくって使用する場合、その質問項目の
信頼性や妥当性の検証を行ったうえで活用することをお勧めします。尺度
開発には膨大な時間を要するため、精度の高い質問紙の作成は難しいかも
しれません。あなたが作成した質問紙の信頼性や妥当性がどの程度確保さ
れているのか、その質問紙のもつ限界は何かをしっかりと認識したうえで
活用するのであればよいのかもしれません。

開発者の許可を得て改変し、自分の解釈も残す

一方、既存の尺度の部分的使用や改変を行って使用したい場合について
です。万が一、尺度の改変を行って使用してもよいと尺度開発者の許可を
もらった場合には、研究方法、考察、研究の限界と課題などの研究プロセ
スにおいて、やむをえず尺度改変を行って研究に取り組んだ経緯や研究結
果から考察される研究の限界と課題について、しっかりとあなたの解釈を
残しておくようにしましょう。

ルール5　尺度を用いた研究の限界を知っておこう

これは守らなければならないルールというよりも、尺度を用いた研究を行
うにあたって知っておいてほしい重要な内容です。

信頼性・妥当性の確保された精度の高い尺度を用いて得られた結果は看護
のエビデンスとなって蓄積されていきます。しかし、いくら精度の高い尺度
を用いた研究であっても当然のことながら限界があるということです。それ

は、質問紙調査という調査手法がもつ限界です。

　質問紙調査には、質問したことしかわからないということや、質問に回答する人の主観的な判断に委ねられるというデメリットがあります。質問紙を作成する段階において、研究目的を明らかにするために必要な項目がきちんと吟味され、網羅されていることが重要ですが、得られた調査結果は回答者の認識に大きく左右されます。たとえば、回答者が現実のありのままの状態ではなく、自分が思い描いている理想像に当てはまる回答をしてしまう可能性もあるのです。尺度を用いた質問紙調査を行うにあたって、そのような質問紙調査の限界を知っておく必要があります。

　次に、工夫次第で防げる尺度を用いた質問紙調査の限界について 3 つほど説明を加えます。

❶ 回答の欠損や二重回答

　多くの質問紙調査では自記式質問紙調査の手法がとられると思いますが、高頻度に起こりうる自記式質問紙調査の限界として回答の欠損や二重回答の問題があります。質問紙の配置や構成などの工夫次第で 100％とはいえませんが、ある程度防ぐことは可能です。

❷ 対象者の配布先の間違い

　質問紙の配布時に生じる問題もあります。あなたが想定した対象者とは違う人に配布され、回答される場合が生じる可能性があるということです。

> 　数カ所の病院に 1 年目の新人看護師を対象とした質問紙調査を依頼した。質問紙を回収し確認したところ、「該当しないので回答できませんでした」という記述とともに白紙の質問紙が同封されていた。研究者は 1 年目の新人看護師に配布してもらうように各病院の看護部長に依頼を行っていたが、研究対象者の説明がうまく伝わっておらず、研究対象となった病院のうち、ある病院で 1 年目の新人看護師だけでなく、病棟に勤務する看護師全員に配布されてしまっていたことが後に確認できた。

❸ 回答時に生じる問題

　対象者の回答時にも生じる問題があります。それは、あなたが想定した概念と回答者が想定した概念が異なって回答されるということです。

このように、一連の研究プロセスにおいて生じる質問紙調査の限界は知っておいてほしいと思います。

これらの限界をできる限り少なくする方法については、本書の至るところに散りばめて説明をしています。何度も何度も熟読して、研究の限界を最小限にできるように工夫して実施してほしいと思います。

2 尺度開発者へ使用許諾をとろう

1 尺度の使用許諾とは

尺度の使用許諾については「1 守らなければならないルール」の、**ルール2**（p.38）でも述べましたが、重要なことなのでもう少し詳しく説明をします。

使用許諾には主に2つの目的があります。1つ目は、尺度を開発した著作者への倫理的配慮です。2つ目は、尺度を適切な方法で使用するために必要な契約をかわすということです。

尺度開発の方法に関してはCHAPTER 3で詳しく説明しますが、尺度を開発するためには膨大な時間や労力を要します。そのような研究活動によってつくられた尺度は著作物として取り扱われ、開発した著作者への倫理的配慮が必要になってきます。これはきわめて重要な点です。

法的な背景から見てみると、著作物である尺度を活用する際には、著作権法による著作権者である尺度開発者への使用許諾が求められます。その尺度の活用が営利を目的としないのであれば、許諾を得る必要はないと記載されている場合もありますが、尺度を用いて研究を行う場合には、原則的に尺度開発者へ使用許諾をとらなければなりません。

「尺度開発者への使用許諾依頼なんて、難しそう」「ハードルが高そう」と思われるかもしれません。いえいえ思っているほど大変ではありません。次項の「2 使用許諾のとり方」に沿って行えばよいので、むしろ簡単かもしれません。そのうえ、この使用許諾依頼をすると、大きなメリットが潜んでいるかもしれません。尺度の使用許諾を受ける際には必ず尺度開発者に接触することになりますので、あなたにとって使用許諾を受ける機会は、尺度の適切な使い方を教えてもらう機会でもあるのです。

つまり、尺度の使用許諾を受けることは、尺度開発者への倫理的配慮だ

けでなく、あなたが行おうとしている研究の質を高めることにもつながる可能性が高いのです。教育・研究者への連絡は気が重いかもしれませんが、CHAPTER 1 の COLUMN（p.25）でも述べられていたように、それを不快に思う教育・研究者はいません。あまり身構えずに連絡してみることをお勧めします。

なお、尺度によっては使用許諾だけでなく、ライセンス料や管理料などの使用料が生じるものもあるので、使用許諾を得る際には、それらの確認が必要となります。

② 使用許諾のとり方

尺度の使用許諾のとり方は、尺度開発者に対して「尺度使用許諾依頼」を行います。使用許諾のとり方の流れを**図1**に示します。

まずは使用したい尺度がつくられた過程が書かれた論文を読み、尺度開発者へ連絡を行い、「使用許諾のとり方」をどのように希望しているのか、確認をしてみましょう。尺度開発者によっては、論文やホームページなどに使用許諾の手続きの流れを記している場合もあります。

通常、尺度が開発された論文や尺度開発者の開設したホームページなどに尺度開発者の連絡先が記載されています。最近では、メールなどでの依頼を受けている尺度開発者も増えてきたので、最初のアポイントメントはメール

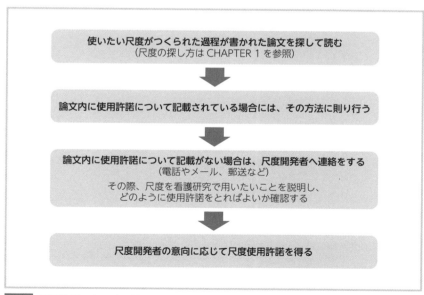

図1 使用許諾のとり方の流れ

でも依頼書などの郵送でもよいと思います。使用許諾依頼には、確実にあなたと連絡がとれるよう、あなたの氏名や研究組織、所属先および住所、連絡先として電話番号とFAX、メールアドレスなどを記載するようにしましょう。依頼書の例を**図2**に示します。

表2は、一般的に尺度の使用許諾を受ける際に求められる内容です。

令和○年○月○日

○○大学
（職位）　○○○○　様

○○病院　○○病棟
看護師　○○○○

尺度使用許諾に関する申し込み依頼

　下記の要領により、貴殿が開発されました○○尺度を使用したく、使用に関しての許諾をお願い申し上げます。なお、使用にあたっては、著作権法等の関連法規を遵守し、著作権を守るよう十分配慮を致します。

1．使用許可の依頼を行う尺度
　○○○○尺度

2．使用目的
　○○病院○○病棟における看護研究で実施する「○○○○に関する研究」のため

3．使用方法の概要
　研究対象者
　時期
　配布方法
　配布数の目安　など

4．研究者
　○○病院　○○病棟　看護師　○○○○
　（住所）〒○○○-○○○○　○○市○○区○○　1－1
　（TEL）○○○－○○○－○○○○　（FAX）○○○－○○○－○○○○
　（e-mail）○○○○○○○
　※メールアドレスは、資料のやりとりがスムーズにいくようにパソコンに設定したものが好ましい。

　以上につきまして、研究の主旨をご理解いただき、○○尺度の使用につきまして許諾をお願い申し上げます。なお、使用許諾の有無に関しましては、上記の○○○○宛までご連絡いただけますよう重ねてお願い申し上げます。
　尺度の使用に関すること、研究内容に関することなど、ご質問やご意見がありましたら、あわせてご連絡をいただけますようお願い申し上げます。

図2　使用許諾依頼書の例

表2　尺度使用許諾依頼で求められる内容

・研究者の氏名	・研究方法の概要（誰を対象にするのか、時期、配布方法など）	・配布数の目安
・研究者の所属		・その他（連絡方法、研究結果の提示の仕方など）
・研究目的		

3 尺度を使用した調査をはじめる

1 尺度を活用した調査の手順とポイントを知ろう

① 調査の手順

調査の流れは以下のようになります。

1. 事前準備
2. 質問紙の作成
3. 予備調査
4. 調査依頼

② 調査を行ううえでのポイント

● 対象者の基本属性*

あなたが測りたいと思っている現象について、尺度を用いて明らかにしたい場合、まずどのような集団を対象にするかが調査を行ううえで重要なポイントとなります。

「看護師の職務満足度」を測る場合を例に考えてみましょう。

尾崎らが翻訳した Stamps らの作成した看護師の職務満足度尺度[4]を用いたとしましょう。

平均年齢20歳代（看護師経験年数5年前後）の集団に対して行った場合と、平均年齢40歳代（看護師経験年数20年前後）の集団に行った場合とでは、調査結果をどのように解釈するかが異なってくると思います。

看護師の職務満足度尺度は、7因子48項目から構成されており、「1 全くそうだ～7 全くそうではない」の7段階評定での回答となっています。

たとえば、「私がやりたいと思っているような患者ケアをするためには時間が足りない」という質問項目を例に考えてみましょう。

平均年齢20歳代（看護師経験年数5年前後）の集団と平均年齢40歳代（看護師経験年数20年前後）の集団の得点平均が「2 おおむねそうだ」～「3 ややそうだ」の間に位置していたとします。

得点結果が同じだったので、平均年齢20歳代の集団と平均年齢40歳代の集団の結果の解釈も同じになりますか？

MEMO
＊属性
あるものに備わっている性質や特徴を指す。人を対象とした研究の場合では年齢や性別などが属性にあたる。

いえいえ、違いますよね。

解釈の例

- 平均年齢 20 歳代（看護師経験年数 5 年前後）の集団

　「まだまだ看護業務に慣れていないために、業務の優先順位をつけながら患者ケアを行うことがうまくできていないのではないか？」

　「やりたいと思っている患者ケアはあるけれど、チームで動いているので、先輩看護師に負担をかけてしまうなどと考えているのではないか？」

- 平均年齢 40 歳代（看護師経験年数 20 年前後）の集団

　「やりたいと思う患者ケアはあるが、委員会業務などが勤務時間内に入り、なかなか調整できないのではないか？」

　「管理業務が多く、ベッドサイドで患者に接する時間がとれないのではないか？」

　病棟勤務の看護師の集団に行った場合と、外来勤務の看護師の集団に行った場合でも、その得られた結果をどのように解釈するかは異なってくるはずです。

　つまり、尺度を用いた研究では、どのような集団に対して調査を行ったのかが研究結果の解釈を行ううえできわめて重要になってきます。ということは、調査を行うときに尺度のみを記した質問紙調査を行うのでは意味がないということです。研究結果の解釈を行うためには、研究目的に応じた調査対象者の属性をとらえておく必要があります。

　たとえば、看護師を対象にした調査の場合であれば、年齢・性別などの基本属性に加えて、職種・看護師経験年数・所属部署などの看護師属性も入れておくとよいでしょう。または、患者の家族を対象とした調査の場合であれば、年齢・性別・患者との続柄・家族構成などの基本属性が必要となるでしょう。

　調査対象者の属性は、研究目的に応じて異なります。あなたが誰を対象として研究を行うのか、どのようなことを明らかにしたいのかによって属性を構成する必要があります。

　質問紙調査ではこの属性を問う質問紙部分を「フェイスシート」とよぶことが多いようですので本書でも、この名称を使います。

● 質問紙調査法の選択

　これまで、尺度を用いた質問紙調査について詳しく説明を進めてきましたが、ここでは尺度使用の有無にかかわらず行う質問紙調査法の選択についての説明をします。

質問紙調査法には主に自記式質問紙調査法と他記式質問紙調査法の2つの方法があります（**表3**）。あなたが、知りたいこと、明らかにしたいことが、どの調査法であればより明確になるのかについて考えたうえで、調査法を選択する必要があります。

・自記式質問紙調査

　自記式質問紙調査とは、調査対象者が受け取った質問紙について、自分で質問項目を読み、質問への回答を記入する方法です。つまり、この方法は調査対象者自らが質問項目を理解し、回答できる場合に適しています。

　多くの質問紙調査で用いられているのが、この方法です。

・他記式質問紙調査

　他記式質問紙調査とは、調査対象者に対して調査者や介助者などが説明を加えたり、代筆したりして回答してもらう方法です。つまり、調査対象者が視力低下などにより自ら質問項目を読むことができない場合や、自らペンを持って回答欄に記入することが難しい場合にも適した方法です。

　この他記式質問紙調査には、回答者とは別に回答の介助者が必要となります。また、回答に影響が生じないよう、調査者や介助者は回答者との利害関係がない人を選定して行ってもらう必要があります。

表3 自記式質問紙調査法と他記式質問紙調査法

	自記式質問紙調査法	他記式質問紙調査法
メリット	・マンパワーが要らない ・調査時間の拘束が少ない ・比較的短時間でサンプル数が確保できる	・回答の欠損値が少ない ・自記式質問紙調査法では対象者になれない人でも調査に参加できる
デメリット	・答えにくい質問項目では欠損値が増える可能性がある ・調査対象者ではない人に質問紙が届く可能性がある	・マンパワーを要す ・調査時間の拘束がある ・サンプル数の確保に時間を要す ・調査者や介助者の説明の仕方によって回答が左右される可能性がある

2 尺度を活用した調査の事前準備をしよう

1 調査に必要な準備

　質問紙調査を行うには、質問紙のみを準備すればよいわけではありません。あなたが美味しい料理をつくって誰かをもてなしたいと考えたなら、食材選びや買い出しだけでなく、まな板や食器、調味料まで準備して行うと思います。

　質問紙調査も同じです。質問紙だけでなく、調査依頼書、説明文書、場合によっては同意書、質問紙の送付用および返信用封筒、切手、ボールペン、回収箱、ダンボール、データ処理用のパソコン、統計ソフトなどの準備が必要になります（**表4**）。最近では Web 調査も多く用いられるようになりました。Web 調査に関しては、p.58 に後述します。ここでは従来から用いられてきた質問紙による方法を説明します。

　これまでに一度でも質問紙調査を経験したことがある人は、イメージがつくかと思いますが、初めて取り組むという人は研究計画書を作成する段階で、質問紙作成から調査依頼、質問紙の配布、回収、データ入力、分析、まとめに至る一連の研究プロセスにおいて、どのような準備が必要になるかシミュレーションしてみるとよいでしょう。おそらく、たくさんの事前準備が必要なことが理解できると思います。配布の仕方や回収の仕方によっても準備する内容は変わってきます。

　また、当然ですが、コスト面でのシミュレーションも必要です。用紙代、封筒代、インク代、切手代、場合によっては統計ソフトの購入等、予算はどのくらい確保できるかなど、研究を行ううえではコスト面でも工夫が必要になることも多いです。

　質問紙調査を行う前に、しっかりと研究計画書を作成し、調査に必要な物

表4 調査に必要な物品（例）

依頼時の書類	・質問紙 ・調査依頼書 ・説明文書 ・同意書（必要時）
依頼時・回収時の 必要物品	・送付用・返信用封筒 ・切手 ・ボールペン ・回収箱 ・ダンボール箱
分析時の必要物品	・データ処理用パソコン ・統計ソフト

品やコストについても準備を行っておくことによって研究過程で生じる不安や迷いは軽減します。何事も計画的に入念に取り組んでおくことが、後々の結果をよりよいものに導いてくれます。

3 尺度を活用した質問紙をつくってみよう

質問紙のつくり方次第で、その研究の良し悪しが決まります。ここでは質問紙のつくり方の工夫について説明していきます。

① フェイスシートのつくり方と工夫

質問紙を作成する際のポイントは、どのようなことを知りたいのか、そしてどのような集計や分析を行うのか、調査を行う前にあらかじめ決めておくことです。なぜならば、あなたが意図した質問内容どおりに回答者が理解でき、かつ集計や分析がやりやすいよう作成することがポイントになるからです。そのため質問項目の構成、配置が重要になります。

本書では主に既存の尺度を用いた質問紙調査法のコツについて説明していますが、ここでは特に尺度から得られる結果の分析を左右するフェイスシート部分の質問項目の作成について説明をしていきます。

どのような質問紙調査でもそうですが、質問紙の作成にあたっては、あなたが意図した質問内容を回答者が理解し、正確に回答してもらうことが重要になります。

● 回答形式の決め方

回答形式には選択式と自由記述式の方法がありますが、それぞれ特徴があります。あなたの研究目的に応じて回答形式を意図的に選んでおかないと、その後のデータ入力や集計、データの解釈の際に苦労することになりかねません。

・選択式：回答が比較的短時間、データ入力や分析が容易、探索的な研究には不向き。

・自由記述式：回答に比較的時間を要す、データ入力や分析に時間がかかる、対象者の考えなどを知る探索的な研究に向いている。

● 欠損値を少なくする工夫

あなたは、近隣の病院で児玉らが開発した「看護師長のリスクマネジャー役割評価尺度」[5]を用いて調査を行う準備をしていると仮定してみます。

まず、フェイスシートの作成を考えてみましょう。

対象者の基本属性として、年齢、看護師経験年数、リスクマネジャー任命

の有無、リスクマネジャー研修受講の有無、所属する病棟、その病棟の看護スタッフの数を調査しようと思います。

フェイスシートの案を**表5、6**に示してみました。

表5と**表6**のどちらが、その後の分析がしやすいと思いますか？　また、どちらが欠損値やあなたが想定している質問内容と取り違えた認識をすることが少ないと思いますか？

質問紙調査では、できる限り欠損値を少なくするような構成にすることが大切です。同時に、各質問項目で得られた回答をどのような分類に分けていくかも重要となります。つまり、あなたが、この調査で何を知りたいのか、どのように分析・考察をする予定なのかを見据えた質問紙をあらかじめつくっておくことで、その後の分析作業も楽になります。

たとえば、**表5**の場合、主に回答者に記述を求める質問が多いことがわ

表5 フェイスシート案1

> 以下の質問を読み、当てはまるものに〇を、またはご記入ください。
> 1. 年齢　　（　　　　　　　　　　　　　）歳
> 2. 看護師経験年数　　　約（　　　　　　　）年
> 3. リスクマネジャー任命の有無　　　　　有　　・　　無
> 4. リスクマネジャー研修受講の有無　　有　　・　　無
> 5. 所属する病棟　（　　　　　　　　　　　　　　　　　）
> 6. 所属する病棟の看護スタッフの数　（　　　　　　　　　）名

表6 フェイスシート案2

> 以下の質問を読み、当てはまる番号に〇をしてください。
> 1. 年齢
>   ① 20〜29歳　　② 30〜39歳　　③ 40〜49歳　　④ 50歳以上
> 2. 看護師経験年数
>   ① 1〜9年　　② 10〜19年　　③ 20年以上
> 3. リスクマネジャー任命の有無
>   ① ある　　② ない
> 4. リスクマネジャー研修受講の有無
>   ① ある　　② ない
> 5. 所属する病棟
>   ① 外科系病棟　　②内科系病棟　　③混合病棟　　④その他（　　　　　）
> 6. 所属する病棟の看護スタッフの数
>   ① 19名以下　　② 20〜29名　　③ 30名以上

かると思います。このような自由記述式の質問紙では研究者の意図した回答が得られにくいケースや欠損値が増える可能性が高くなります。

特に、今回の例でいえば、多忙な業務を日々こなしている看護師長への質問紙調査となるので、「多忙」という回答者の特性も踏まえ、質問紙を作成することが重要です。

一方、**表6**では、主に回答者の特性に当てはまる番号に○をつけてもらう選択式の回答形式であることがわかります。この形式では研究者の意図した回答が得られやすく、欠損値を最小限に押さえることが可能であるといわれています。また、多忙な業務をこなしている看護師長も短時間で回答しやすいのではないでしょうか。

自由記述式は回答の自由性が高まるので、さまざまな考えを収集する探索的な研究には向いていますが、基本属性などを把握するためのフェイスシートの場合では、ある程度選択式の回答形式にしたほうが無難ですね。

● データ入力や集計、分析をやりやすくするための工夫

もう少しメリットの点で見ていきましょう。**表5**と**表6**では、あなたのデータ入力に要する時間も大幅に異なってきます。

表5では、自由記述を素データとして入力していくことになります。自由記述のデータ入力は比較的時間を要します。また、回答者のとらえ方によって、あなたが意図した回答が得られないことが生じる可能性もあります。

一方、**表6**では、得られた番号の数字入力になってきます。その後の分析もやりやすいですね。しかし、すべて選択式の回答形式がよいとは限りません。直接記入してもらうほうがよい場合もあります。年齢や看護師経験年数などは、**表5**の形式でダイレクトに問うほうが、分析の幅が広がるともいわれています。

たとえば、**表6**の場合では平均年齢の算出ができません。しかし、**表5**では平均年齢だけでなく、5歳刻みでの検証など、分析の幅が広がります。

あなたがどのように分析を行いたいかによって、自由記述式を選ぶか、選択式を選ぶか、どのように回答形式を構成するかがカギになるということです。

MEMO
余談ですが、年齢に関してダイレクトに問うのは、欠損値が増える傾向にあるようです。特に女性を対象とした研究の場合、無記名であっても年齢をじかに記載してもらうのはなかなかハードルが高いようです。

② 尺度項目の上手な配置

質問紙に記載する尺度項目の配置にもコツがあります。

通常、尺度項目は見やすいように配置されていると思いますので、尺度開発者の意図した形式のままで使用して問題はないでしょう。

尺度開発者によっては、「論文より引用して活用してください」というよ

うな場合もあります。

● 回答の欠損や二重回答を防ぐ工夫

尺度項目の配置の工夫の仕方によって、回答の欠損や二重回答を回避することができます。

それでは、どのような構成や配置がよいか、例をあげて見ていきましょう（**表7、8**）。

この場合、回答の欠損や二重回答を防ぐために、1行おきに網かけや質問項目ごとに囲みをつけ、見やすいように尺度項目の配置を行うことがポイントとなります。特に、尺度項目の多いものであれば、**表7、8**の尺度項目に対応する「必ず行っている〜全く行っていない」などの評定部分*を明確に区分けしておき、上や下の質問項目の評定部分と間違わないように工夫しておく必要があります。

たとえば、**表7**と**表8**の尺度項目の配置はどちらが見やすいですか。おそらく、**表8**のほうが見やすいと思います。

ちょっとした工夫ですが、手間をかけるかかけないかで回答の欠損や二重回答などの無効データを少なくすることができます。

● 回答者が回答しやすいその他の工夫

質問紙の外観にも工夫が必要です。

印刷がきれいで、見やすいものであれば、回答者の負担も少しは軽減します。さらに、見やすいように配慮を行いながらできるだけ枚数を少なくするほうが回答者の協力も得られやすいでしょう。調査内容によっては、どうしても質問項目が増えるため、質問紙の枚数が多くなってしまうこともあるでしょう。そのような場合は、冊子にするなどの工夫を行うことで回答者に与える印象が変わってきます（**図3**）。

また、質問紙の用紙を淡いカラーのものにすると、ほかの業務資料などと

MEMO

＊評定部分
CHAPTER 1 で示した測定技法による分類を指す。つまり、リカート尺度、ビジュアルアナログ尺度など、各質問項目の回答部分を意味する。

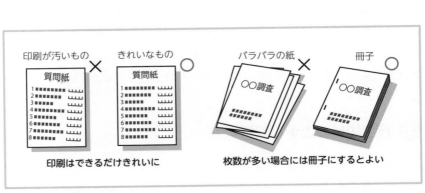

図3 質問紙の外観への配慮

表7 尺度項目ごとに色づけをしていない

一般病棟におけるがん患者の家族ケア実践評価スケール

あなたは、がん患者の家族ケアの実践をどの程度行っていますか？
各項目について、もっともよく当てはまる番号に○をつけてください。

		必ず行っている	ほぼ行っている	時々行っている	あまり行っていない	全く行っていない
1	家族の気持ちを真摯に傾聴している	5	4	3	2	1
2	家族のもつ疑問を解決するようにかかわっている	5	4	3	2	1
3	治療方針に関する家族の思いを傾聴している	5	4	3	2	1
4	家族に質問の機会を設けるようにかかわっている	5	4	3	2	1
5	家族も看護の対象としてかかわっている	5	4	3	2	1
6	家族とコミュニケーションを図るようにしている	5	4	3	2	1
7	安全で安楽なケアの提供に努めていることを家族に説明している	5	4	3	2	1
8	多床室において、プライバシーへの配慮をしている	5	4	3	2	1
9	患者の状態にかかわらず、誰にでも平等に接している	5	4	3	2	1
10	家族自身が実施しているケアについて支援をしている	5	4	3	2	1

表8 尺度項目ごとに色づけをしている

一般病棟におけるがん患者の家族ケア実践評価スケール

あなたは、がん患者の家族ケアの実践をどの程度行っていますか？
各項目について、もっともよく当てはまる番号に○をつけてください。

		必ず行っている	ほぼ行っている	時々行っている	あまり行っていない	全く行っていない
1	家族の気持ちを真摯に傾聴している	5	4	3	2	1
2	家族のもつ疑問を解決するようにかかわっている	5	4	3	2	1
3	治療方針に関する家族の思いを傾聴している	5	4	3	2	1
4	家族に質問の機会を設けるようにかかわっている	5	4	3	2	1
5	家族も看護の対象としてかかわっている	5	4	3	2	1
6	家族とコミュニケーションを図るようにしている	5	4	3	2	1
7	安全で安楽なケアの提供に努めていることを家族に説明している	5	4	3	2	1
8	多床室において、プライバシーへの配慮をしている	5	4	3	2	1
9	患者の状態にかかわらず、誰にでも平等に接している	5	4	3	2	1
10	家族自身が実施しているケアについて支援をしている	5	4	3	2	1

混同せずに取り扱われるため、有効な方法といえます。

さらに、無効回答を防ぐ工夫も重要です。

質問紙の最後に、「ご回答ありがとうございました。最後にもう一度見直しをしていただき、記入漏れがないかどうか確認のうえ、ご投函ください」などと、やや大きな強調した字で追記しておくことで無効回答が減る可能性が高まります。せっかく回答していただいた質問紙に記入漏れがあるために無効回答になってしまうことほど悲しいことはありません。

質問紙調査では、相手の立場に立った配慮、念には念を入れた工夫があなたの研究を成功に導いてくれます。

4　簡単な予備調査をしてみよう

① 予備調査の目的

研究を成功させるためには、入念かつ慎重に、ひと手間ふた手間かけることがポイントとなります。このひと手間ふた手間をかけることで、研究が成功するかどうかが決まります。

研究を成功に導く可能性を高めるけれども手間のかかる作業の代表例が予備調査です。実はこの予備調査はトラブルを未然に防ぐ「転ばぬ先の杖」という目的で行われますが、それだけではありません。このほかにもメリットとなる重要な目的があります。

予備調査はプレテストやパイロットスタディとよばれることもあります。その目的は主に2つあります。

1つは、あなたが作成した質問紙が回答する人たちにとって回答しやすい構成であるか、質問内容の意図が伝わるか、質問項目で答えにくい項目はないか、つまり欠損値が多く出る可能性のある構成ではないか、もしくはあなたが予想していないような落とし穴がないかどうかを発見するために実施する質問紙を完成させるための調査です。

また、2つ目の目的は、本番に備えて、データの入力や集計・分析のシミュレーションを行うことで、統計処理がやりにくい項目がないかを事前に確認することです。不備があれば、この予備調査の段階で質問紙の内容や構成を変更することができますので、データ入力や分析のやりやすさを調整するための調査でもあるのです。

このように、予備調査は本調査で起こりうるトラブルを未然に防ぐことができる重要な研究プロセスの1つなのです。研究者が紙面上で検討してきた

ことが、実際に行ってみるとうまくいかなかったり、新たな知見が見つかったりすることはよくあります。本調査を行う前のこの手間を省いてはいけません。

❷ 予備調査の方法

　予備調査は、作成した質問紙について10人程度の人に事前に回答してもらう方法が一般的に行われています。また、予備調査の対象はあなたが本調査で実施しようと考えている対象者と同じような属性をもつ人にお願いすることが望ましいです。

　たとえば、あなたが病棟に勤務する看護師を対象に調査を行おうと考えている場合には、本調査で実施する病棟とは異なる病棟に勤務する看護師10人程度に協力してもらうとよいと思います。

　しかし、高齢者を対象に行う質問紙調査の予備調査を看護学生に行ったと仮定しましょう。看護学生に実施してもらった予備調査結果が高齢者の視力の状況や認知機能の特性を反映できたかは疑問ですね。

　そうはいっても、患者や家族を対象としている場合などでは、実際に予備調査を依頼するのは困難であるケースも多いと思います。そのような場合には、一般の人でも構いません。その際の留意点としては、どのような人を対象として行おうとしている調査なのかをしっかり認識してもらったうえで、予備調査の協力を得るように努める必要があります。

❸ 予備調査の評価

　予備調査を行った後は、研究目的に応じた評価を行い、質問紙の修正・追加を行うことになります。具体的には、本調査を行うにあたって、質問内容や質問紙の構成が研究対象者にしっかりと伝わったか、入力や集計・分析がやりやすいかの2点で評価をしていきます。

　たとえば、質問項目で欠損値が多いものや二重回答が多いものは、本調査でも同様の結果が起こりうる可能性があります。そのため、質問項目の修正や工夫が必要となります。また、入力や分析のしにくい項目についても同様に、予備調査結果をしっかりと反映させた質問紙に修正していきましょう。

　研究者によっては、予備調査後に再度予備調査を行う場合もあります。本調査に向けて入念に質問紙を吟味しておくことが重要なことがわかります。

1 調査実施の依頼の仕方

予備調査を終え、ようやく質問紙が完成しました。あとは看護研究を実施する調査対象への依頼ですが、研究を行ううえでひときわ苦労するのが研究フィールド*の確保です。あなたが自分の勤務する病院のスタッフや患者を対象とする場合には比較的大きな手間はかからないかもしれません。

しかし、患者の遺族やある特定の疾患のサポート団体、地域で生活をしている高齢者、または病院の看護師を対象としてはいるがサンプル数を多くほしい、もしくは全国の病院に勤務している看護師を無作為抽出法によって選定したい……などの場合、どのような調査実施の依頼が必要になるのかを見ていきましょう。

最近では、看護系大学や大学院、認定看護師や専門看護師などの制度の影響もあって、看護研究の依頼数は年々増加しています。そのため、依頼を受ける側も複数の研究依頼を請け負っている状況にある可能性が高いと予想しておくことが大切です。そして、その状況に応じた丁寧な依頼が成功のカギになります。筆者の経験ですが、ある病院の看護部長に質問紙調査の依頼を行ったところ、「受けてあげたいのですが、現在6つの質問紙調査の依頼が重なってしまっていて……」ということがありました。

あなたの研究が成功するか否かは、この調査実施の依頼の研究プロセスにおいても手を抜いてはいけないということです。

● 直接連絡する

まずは、調査対象の施設の代表者に電話で連絡し、調査実施の依頼を行いたいことを伝えましょう。そのうえで、後日、調査実施の依頼に伺いたい旨を説明し、日程調整を行います。遠方のため電話での依頼になることもあるかと思います。その際には、しっかりと研究概要の説明を行えるよう、別途電話での説明時間をもらうようにお願いしましょう。

COLUMN

調査依頼を受ける看護部長のお話

看護師を対象とした調査研究ですが、多くの調査依頼を受けている看護部長によると、看護師の業務負担にならない程度に調査依頼を受けているそうです。今後の発展性のある、意義のある研究なら前向きに受けようと思うそうで、看護部内の承認を得てから調査依頼を受けるケースも増えているようです。当然のことですが、研究の目的や意義を明確にしておくべきなのはいうまでもありません。

● 往復はがきを使う

　別の手段としては、調査実施が可能かどうか簡単な説明文を記入した往復はがきを用いて返信してもらう方法もあります。調査実施の同意を得るには電話連絡よりも若干不確実な方法ですが、多くの施設を対象とした研究の場合などには用いられることがあります。返信はがきで調査実施の同意が得られた施設については、あらためて調査実施のお願いをするようにします。

　研究者によっては、アポイントメントもとらずに、質問紙を送っているケースも増えているようです。このような行為は研究を行ううえでは好ましい行為とはいえません。その結果、質問紙を戻されたり、捨てられたりする場合もあります。尺度を用いた研究は対象者あってのものです。しかも、対象者に質問紙を届ける過程には多くの人の手が加わっていることを知っておきましょう。

　さらに、調査結果の公表やフィードバックは研究を行ううえで重要なプロセスの１つです。「調査の依頼は多いけれども、自分が協力した調査の結果をもらったことがない」というのでは、誰も、質問紙調査に今後協力したいとは思わなくなるでしょう。あなたの研究を成功に導くためにも、今後の研究者のためにも、礼節はしっかりと重んじましょう。

❷ 調査依頼時のポイント

● 調査依頼時に必要な書類

　どのようなフィールドで調査を行うにしても、調査依頼時には、以下のような書類が必要になります。

- 調査依頼書（施設の代表者宛）
- 研究計画書
- 説明文書
- 質問紙

● 調査対象への正確な配布のために

　調査依頼時のポイントは、あなたの想定した調査対象者へ正確に質問紙が届くための手間を惜しまないことに尽きます。

　ここで重要なのは、あなたの想定した対象者に確実に配布されるということです。前述しましたが、看護師を対象とした調査依頼はここ数年で増加傾向にあります。

　そのため、あなたが確実に調査対象者に質問紙を届けるためには、調査依頼時の工夫が求められます。

直接依頼する場合は 5W1H などを念頭に、「どのような調査目的の研究を」「いつ、いつまでに」「どこの」「誰に」「何を」「どのように」配布してもらうか、調査依頼書を用いながら口頭での説明をできるだけ加えて行いましょう。

　また、質問紙を郵送する場合には、上記の 5W1H の依頼内容が明確にわかるように「この研究の対象者は○○です」など、再度注意書きを添えておくのもよいでしょう。

6　Web 調査の方法

① Web 調査とは

　ここまでは、昔からよく用いられてきた紙ベースでの質問紙調査の準備や手順について説明してきました。しかし最近は、インターネットを用いて行う Web 調査も多く実施されるようになっています。Web とは World Wide Web の略で、世界規模のくもの巣を意味するそうです。現在ではスマートフォンやパソコンなどを用いてインターネットを身近に活用する時代になっています。そのため、多くの人が何らかのデバイスでインターネットを活用しながら生活していると思います。当然ですが、調査の対象となる人も同様であると推測されます。手軽に活用できる Web 調査は、政府による国民生活基礎調査や企業が行っている市場調査などで、あなたも耳にしたり、実際に参加したりした経験があるのではないでしょうか。

　Web 調査は、これから看護研究で質問紙調査を行いたいと考えているあなたにとって多くのメリットがあります。一方で、当然のことながらデメリットもあります。Web 調査のメリットを活かし、デメリットに留意して準備・実施すれば時間短縮にもつながります。

● Web 調査のメリット

　Web 調査では、質問紙を印刷する必要がなく、配布・回収したり、回答結果を Excel などへ入力したり、グラフを作成したりする時間が大幅に減ります。そのため、研究計画書の作成や調査結果の分析、まとめなどにより多くの時間を費やすことができます。また、回収後の質問紙の保管場所の確保や保管期限を過ぎて裁断処理する手間なども省けます。さらに、紙ではなく、Web 上でアンケート画面（アンケートフォーム。質問紙のこと）を作成するため、無料の作成ツールを活用すれば費用の削減にもつながります。

　このように Web 調査には時間・手間・費用の面で多くのメリットがあるといえるでしょう。

●Web 調査のデメリット

普段からインターネットを活用せず、パソコンで作業をしない人が Web 調査を実施するとき、アンケートフォームの作成段階でひと苦労するでしょう。また、インターネットを使用しない対象者の回答を得ることはできません。

そして、Web 調査の最大のデメリットは、個人情報の流出やプライバシーの漏洩につながる脅威があることです。インターネットは便利ですが、活用する際にはコンピュータやソフトウエアの脆弱性について念頭に置かなければなりません。この脆弱性に対し、完全に対策を施すのは困難であると理解したうえで、常に情報セキュリティに関する対策をとっておく必要があります。そうでなければ、コンピュータウイルスや不正アクセスによる個人情報流出につながる可能性がおおいに高まります。

② Web 調査の方法

インターネットで「Web アンケート」や「アンケート調査作成」などのキーワードを検索してみましょう。たくさんの無料・有料で使えるアンケートフォームを作成するためのツールが表示されることと思います。その中から、あなたの調査目的や質問形式、予算に応じてツールを選択します。

たとえば、これまでに Google フォームなどを看護研究やセミナー参加後のアンケートなどで目にしたり、実際に活用したりしたことがある人もいると思います。Google フォームは、Google 社が提供している Web サービスの Google ドライブ機能の一部です。さまざまなツールの中から、あなたが Google フォームを利用して Web 調査を行いたいと考えた場合は、まず Google アカウントを取得しないといけません。Google 社が提供する Gmail などを利用している場合は、あらためてアカウントを取得する必要はありません。

本書では具体的なアンケートフォームの作成方法に関する説明は割愛します。使用する各ツールの解説を参照しましょう。それぞれわかりやすい手順が示されています。

一般的に Web 調査は、ツールを活用してアンケートフォームをつくり、そこにアクセスするための URL や QR コードをメールなどで対象者に配信、回答してもらうといった流れとなります。Web 調査のメリットにもつながりますが、収集したデータは自動入力・集計され、簡単なグラフで示されることが多いです。

なお、尺度の許諾に関しては従来の方法と何ら変わりません。ただし、尺度開発時に Web 調査で使用することを前提としている人は少ないでしょう。

CHAPTER 2 尺度を活用した研究をはじめる

p.51 にも示しましたが、尺度項目の配置や形式は尺度開発者の意図した構成となっています。Web 調査で使用する場合、各尺度項目と「必ず行っている」から「全く行っていない」などの評定部分の構成が、尺度開発者の意図した構成と相違が生じる可能性があります。その点も許諾依頼の際に補足し、許諾を得るとよいですね。

従来の紙ベースでの質問紙調査と Web 調査の異なる主な点は、ツールを活用しアンケートフォームを作成する（その際、アカウントの作成が必要な場合もある）、回収したデータが自動入力・自動集計されるなどでしょうか。日ごろからインターネット環境に精通している人であれば大きなハードルを感じないと思いますが、Web 調査を行う場合はインターネット環境に慣れ親しんでおくことをお勧めします。

③ Web 調査における留意点

Web 調査を実施する際は、前述したデメリットへの対策や工夫を行い、対象者の個人情報の保護やプライバシーを尊重しつつ、回答率を上げる必要があります。

● 個人情報の保護やプライバシーの尊重のための対策

Web 調査を実施する際に最も留意しなければならないのは、対象者の個人情報の保護、プライバシーの尊重のための対策を施しておくことです。「個人情報」*とは何か、Web 調査にかかわらず重要な内容ですので、MEMO の補足説明も合わせて理解しておきましょう。

どのような調査を行う場合でも、個人を特定するのではなく属性として捉えることが基本です。特に Web 調査の最大のデメリットは個人情報の流出やプライバシーの漏洩であると前述しました。可能であれば無記名による調査の実施が望ましいと考えます。しかし、研究目的によっては個人情報に該当するデータを収集しなければならないときもあります。たとえば、何らかのスクリーニングによって対象者を抽出する場合や、調査結果によって対象者にフィードバックする必要がある場合などです。

もし、あなたが個人情報に該当するデータを収集する Web 調査を考えているのであれば、以下の点に留意します。当然ですが、対象者への説明文書にも明記し、しっかりと説明したうえで同意を得る、この倫理的配慮を実践しないといけません。

・なぜ個人情報を得る必要があるのか、その理由
・収集した個人情報をどのように管理するのか、その方法
・収集した個人情報の開示の有無

なお、Web 調査が無記名であったとしても、いつまでも Web 上にデータ

MEMO

＊個人情報

生存する個人に関する情報であって、個人に関する情報や特定の個人を識別できる情報のこと。「個人情報の保護に関する法律についてのガイドライン（通則編）」[6]では個人情報に該当する事例が挙げられている。下記に抜粋して示す。
・対象者の氏名
・対象者の生年月日、連絡先（住所・居所・電話番号・メールアドレス）、会社における職位または所属に関する情報と対象者の氏名を組み合わせた情報
・特定の個人を識別できるメールアドレス
　たとえば、sato-ko-××@medical.com だけの情報であったとしても、メディカルという会社に所属している××サトコさんである可能性が高く、個人の特定につながる可能性がある。
・特定の個人を識別することはできなくても、新たな情報が付加、または照合された結果、生存する特定の個人を識別できる情報
・官報、電話帳、職員録、法定開示書類（有価証券報告書等）、新聞、ホームページ、SNS 等で公にされている特定の個人を識別できる情報　など

を置かないよう、データ収集後は速やかに Web からデータを切り離して管理するようにしましょう。

● 回答率を上げるための工夫

　回答率を上げるための工夫として留意しておくとよいのは、対象者の用いるデバイスを意識したアンケートフォームの作成です。たとえば、パソコンで回答する可能性が高い場合と、スマートフォンを用いて回答する可能性が高い場合では、どのようなことに留意する必要があるでしょうか。

　図 4 を見てみましょう。パソコン画面とスマートフォン画面では見え方が違うのがわかります。パソコン画面のみを想定して作成した場合、スマートフォンを用いて回答する人は横にスクロールしながら回答しなければなりません。スマートフォンは一般的に縦に持つ人が多いため、パソコン画面で表示できる情報量を反映するには限界があります。皆さんも病院や施設などのホームページをスマートフォンで見ようとした際、「スマートフォン画面に切り替えますか？」などと表示された経験があると思います。つまり、Web 調査にスマートフォンを用いて参加する対象者が多いかどうかを考慮し、準備しておきましょう。対象者の回答時の負担が減り、同時に回答率が上がる可能性が高まります。

　また、対象者が従来の質問紙での回答も選択できるようにしておくとよいでしょう。少し手間がかかる工夫ですが、インターネットを利用しない人や

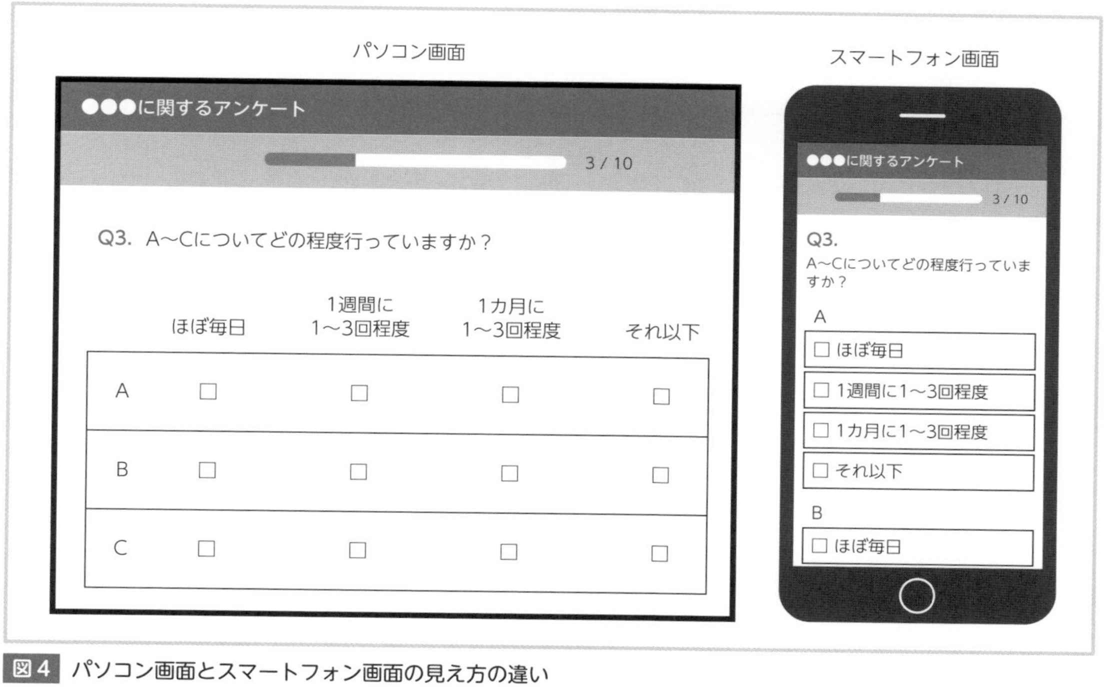

図4 パソコン画面とスマートフォン画面の見え方の違い

慣れていない人、Web調査に抵抗がある人がいるかもしれません。質問紙による調査を希望する人のために、Web調査と合わせて準備しておくと回答率は上がります。

さらに、前述の個人情報保護の内容にも通じますが、無記名による調査のほうが回答率は上がります。回答者は自分の回答が特定されることにより本音を答えにくい、もしくは、「あとから研究者から連絡がくるかもしれないのは面倒」といった心理が働き、回答することに躊躇してしまうかもしれません。

このように、Web調査は、個人情報を保護しながら回答率を上げるための工夫を行うことによって、従来の質問紙調査よりも時間短縮につながり、効率のよい看護研究の実施につながることが期待されます。

■ 引用・参考文献

1) 長 聡子，川本利恵子，阿南あゆみ，永松有紀：「一般病棟におけるがん患者の家族ケア実践評価スケール」の活用有効性の検証．インターナショナル nursing care research. 14(4)，p.11-18，2015.
2) 金井智恵子，長田洋和，他：広汎性発達障害スクリーニング尺度としての乳幼児行動チェックリスト改訂版(IBC-R)の有用性の検討．臨床精神医学，33(3)，p.313-321，2004.
3) 今津芳恵，村上正人，他：Public Health Research Foundation ストレスチェックリスト・ショートフォームの作成—信頼性・妥当性の検討．心身医学，46(4)，p.301-308，2006.
4) 尾崎フサ子，患政敏子：看護婦の職務満足質問紙の研究 Stamps らの質問紙の日本での応用．大阪府立看護短期大学紀要，10(1)，p.17-24，1988.
5) 児玉真利子，新開淑子：看護師長のリスクマネジャー役割評価尺度開発．日本看護管理学会誌，7(2)，p.10-18，2004.
6) 個人情報保護委員会：個人情報の保護に関する法律についてのガイドライン(通則編)．2022，https://www.ppc.go.jp/personalinfo/legal/guidelines_tsusoku/#a2-1
7) 舟島なをみ：看護実践・教育のための測定用具ファイル—開発過程から活用の実際まで 第2版．p.1-41，医学書院，2009.
8) 村上宣寛：心理尺度のつくり方．北大路書房，2008.
9) Streiner DL, Norman GR：Health Measurement Scales：a practical guide to their development and use, 4th ed. Oxford university press, 2008.
10) Develis RF：Scale Development Theory and Applications, 3rd ed. Sage, 2011.
11) ポーリット DF，ハングラー BP：看護研究—原理と方法．p.246，医学書院，2002.
12) 松尾太加志，中村知靖：誰も教えてくれなかった因子分析．北大路書房，2007.
13) 秋ゆたか：サクサク看護研究．p.114-127，中山書店，2014.
14) 古橋洋子：基本がわかる看護研究ビギナーズ NOTE．p.50-65，学研，2015.
15) 横山美江編：よくわかる看護研究の進め方・まとめ方—量的研究のエキスパートをめざして 第2版．p.64-80，医歯薬出版，2015.
16) 大木秀一：量的な看護研究のきほん．医歯薬出版，2015.
17) 土屋雅子，齋藤友博：看護・医療系研究のためのアンケート・面接調査ガイド．診断と治療社，2014.
18) 土屋雅子：看護・医療系スタッフのための質問紙作成ワークブック．診断と治療社，2014.
19) 操華子，松本直子：臨床看護研究の道しるべ．p.120-125，日本看護協会出版会，2010.
20) 南裕子：看護における研究．日本看護協会出版会，2014.
21) 石井京子，多尾清子：ナースのための質問紙調査とデータ分析 第2版．医学書院，2005.
22) 田久浩志：私だってできる看護研究—無理なく研究を行うヒントとテクニック．医学書院，2015.
23) 日本看護協会：看護実践研究・学会発表のポイント Q&A 上巻 研究テーマの選択から学会発表へ．p.20-23，日本看護協会出版会，2013.
24) 黒田裕子：黒田裕子の看護研究 Step by Step．p.140-151，医学書院，2014.
25) 緒方昭，森田敏子，他：看護研究への招待 改訂6版．p.41-44，106-113，金芳堂，2014.
26) 菱沼典子，川島みどり：看護技術の科学と検証 第2版—研究から実践へ，実践から研究へ

p.53-61, 日本看護協会出版会, 2013.

27）中野正博：新 看護・保健・医療のための楽しい統計学—看護研究実践編. ヘリシティ出版, 2007.

28）日本看護協会：看護研究における倫理指針. 2004.

29）東京大学医学部保健社会学教室編：保健・医療・看護調査ハンドブック. p.62, 東京大学出版会, 1992.

30）著作権法

31）堀洋道監修：心理尺度集Ⅲ心の健康をはかる（適応・臨床）. サイエンス社, p.320-327, 2012.

32）豊田秀樹編著：紙を使わないアンケート調査入門 – 卒業論文 高校生にも使える. 東京図書, 2015.

33）岸川茂編著：この1冊ですべてわかる オンライン定量・定性調査の基本. 日本実業出版, 2021.

34）山田一成編著：ウェブ調査の基礎 実例で考える設計と管理. 誠信書房, 2023.

35）Tourangeau R., Conrad FG., Couper MP.：ウェブ調査の科学 調査計画から分析まで. 大隅昇, 鳰真紀子, 井田潤治, 他訳, 朝倉書店, 2019.

36）日本マーケティング・リサーチ協会インターネット調査品質委員会：インターネット調査品質ガイドライン第2版. 2020, https://www.jmra-net.or.jp/Portals/0/rule/guideline/20200525_internet_guideline.pdf

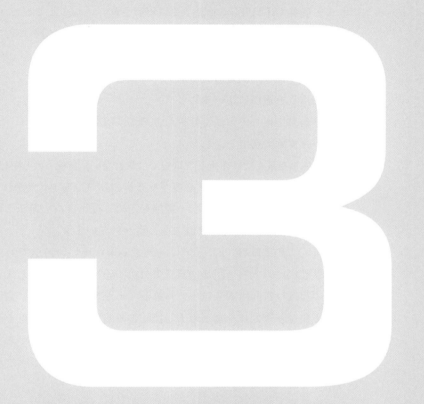

CHAPTER

3

尺度を使って研究を
まとめる

1 尺度を研究に活用するために

　序章で述べられているように、本書は尺度を用いた看護研究を正しく行うことができることを目的としています。尺度はあくまでも測定用具ですから、正しく活用しなければ有用なエビデンスを得ることができないことは、これまでの各CHAPTERで、すでに理解されていることでしょう。

　ところで、測定用具である尺度を正しく使うために大切なことは何であったか思い出してみましょう。

　①目的にかなった測定用具を選択すること
　②測定用具を適切に用いること
　③測定結果を正しい方法で分析し、適切に解釈すること

の3つがとても大切でしたね。

　①は、体重を量るには体重計（定規では量れない）を使うのと同じように、尺度は目的にかなったものを選ぶ必要があるとCHAPTER 1に書かれています。

　②は、尺度を質問項目の内容・順序を含め、提示された方法に従って使用しなければならないとCHAPTER 2に書かれています。

　そして、このCHAPTER 3では③測定結果を正しい方法で分析し、適切に解釈することのうち「正しい方法で分析する」ことを説明します。

　既存の尺度は質問紙調査に用いられることが多いので、特に質問紙調査の分析に必要な基礎知識をまとめました。この基礎知識は、尺度を用いた看護研究に特有のものではありません。しかし、尺度を有効に用いるためには本CHAPTERの基礎的な知識が不可欠ですので、再確認していただくためにあらためて説明します。

　すでに量的な看護研究を経験している人、統計解析の基礎知識をおもちの人も、本CHAPTERを読むことで、基礎知識をより強固なものにしていただければと思います。

　また、本CHAPTERの「2 質問紙が戻ってきたら」では、質問紙の結果を分析するために必要なデータ入力の手順を説明しています。質問紙のデータ入力や分析に関する書籍は数多く出版されています。看護研究を進める際には、その多くの書籍から自分の研究に必要な情報かつ役立つ情報を探し出して用いる必要があります。これは想像以上に大変な労力を要します。そこで本書は、既存の尺度を用いた質問紙調査にこの一冊があれば取り組めるようにするため、最小限の必要な情報を整理しました。また、データ入力は"作業"的なものなので決められた手順はありませんが、筆者らの経験から

得たコツや「こうしておくといいよ」「こうすると間違えないよ」ということを書いています。きっと皆さんのお役に立つと思います。

2 質問紙が戻ってきたら

本CHAPTERでは、質問紙が戻ってきた後のデータ入力とデータ集計・分析について、初めて調査研究を行う人でも進められるように説明しています。調査を何度か経験した人は必要な部分だけ読んでください。

1 質問紙回収後の手順

質問紙が戻ってきた後の大まかな手順は、以下のとおりです。

質問紙回収後の手順
1. 結果を入力する
  ①質問紙の確認
  ②結果を入力する（入力用データシートの作成）
  ③結果を入力する（データの入力）
  ④データのクリーニング
2. データの集計・分析
  ①記述統計：基本統計量を出す
  ②統計的仮説の検定

2 質問紙の確認

質問紙を回収したら、まず質問紙1枚1枚に通し番号を書き込みます。次にデータを入力しますが、その前に必要なことがあります。

それは、質問紙を自分でチェックすることです。質問紙が多いとおっくうになりますが、思うよりも時間はかかりません。質問紙をチェックするのは「不正回答」を除くためです。

データを入力しながら行ってもよいのですが、そうすると質問紙によって、不正回答とみなす基準のズレなどが起こりやすくなります。

「不正回答」には、下記のような場合があります。

①１つだけ回答する質問に、複数の回答を選択

②決められた回答数（３つ選ぶなど）の回答数より多いまたは少ない

③順序尺度などで、数字と数字の間に○をつけている

④回答しなくていい人が回答している［例］「１」の人のみ回答］

本来なら、すべての回答を無効としますが、自分の問いが悪かったために回答者の多くが想定していない回答の仕方をしている場合もあります。その際には、処理の仕方を検討することも必要になります。

また、質問紙自体を無効としたほうがよいのは、次の場合です。

①白紙

②すべての回答が「いつも行っている」など、誠実に回答していないと考えられる

③調査目的を明らかにするための項目の回答が不十分

たとえば、性別による差をみる場合、性別の書きもれなどがあるものは除きます。

3 結果を入力する ―入力用データシートの作成

以下は、Excel※で作成した入力用データシートの例です。

No	q1_1	q1_2	q2_1	q2_2	q3_1	q3_2
1	23	9	13	9	1	9
2	34	9	9		7	
3	22	9	15	9	6	9
4	28	9	25	9	20	9
5	24	9	6	3	6	3
6	33	11	29	11	27	11
7	33	9	25		5	
8	37	9	30	9	20	9
9	26	8	21	8	5	8
10	19	9	6	9	6	9

※ Excel 2019 の場合。以降の画面も同様

質問紙のデータ整理は Excel を使うのがお勧めです。Excel を使って、質問紙のデータを入力しておけば、いろいろな集計もできますし、後述する統計ソフトを使う場合にも便利です。また、集計・分析した結果を用いて、グラフをつくることもできます。

　入力用データシートを作成する手順を下に示します。

> **入力用データシートの作成手順**
> ①白紙の質問紙を 1 部、準備する
> ②変数名のつけ方（変数名の規則）を決める
> ③質問紙の質問項目の横に変数名を記載する
> ④ ③の質問紙をもとに、入力用データシートを作成する
> ⑤入力用データシートが完成したら、変数名リストをつくっておく

　では、入力用データシートの作成手順に沿って説明します。

① 白紙の質問紙を 1 部、準備する

　調査に使用した質問紙の余りを 1 部、手元に準備しましょう。

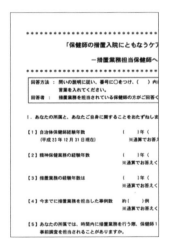

② 変数名のつけ方（変数名の規則）を決める

　Excel で処理するだけであればいいのですが、spss などの統計ソフトを使用する際、統計ソフトによっては変数名に規制がある場合もあります。

　たとえば、英数文字で○文字以内、"＊"や"・"などの特殊文字、空白（スペース）は使えない、といった規制があります。

　変数名が長くなると、入力用データシートの横幅が長くなるので、見にく

いという欠点もあります。特に、データのクリーニングを行う、統計ソフト
で投入する変数を指定するなどの際にシートを横移動する手間が、考えてい
る以上に大変です。そこで変数名をつける際は、下記の工夫をすることをお
勧めします。

変数名の工夫

①変数名は、できるだけシンプルにする

②変数名は、同じものをつけない

③半角英数文字のみ、もしくは半角英数文字と"＿（アンダーバー）"
　の組み合わせがお勧め

④空白は使わないほうがよい（spss では使用できない）

⑤最初の変数名は、No（質問紙の通し番号）とする

● 変数名のつけ方―具体例

a. 質問紙の最初の設問が、「問1」で始まる場合

　no　q1　q2　q3　q3_1 ……のようにします。

MEMO
重要なことではあり
ませんが、参考ま
でに。qとは ques-
tion の頭文字を示し
ます。

変数名

　no　：通し番号

　q1　：問1　あなたの年齢

　q2　：問2　職業

　q3　：問3　〜〜は好きですか　　はい・いいえ

　q3_1：問3（1）「はい」と答えた方にお聞きします

　q3_2：問3（2）〜〜〜

---

b. 質問紙で、最初は属性を聞いて、その後「問1」で始まる場合

　年齢、職業などを聞いた後、問1、問2…が始まる場合は、問1の前まで
の属性などを英単語にします。

変数名

　no　：通し番号

　age　：年齢

　sex　：性別

　job　：職業

　q1　：問1　〜〜は好きですか　　はい・いいえ

　q1_1：問1（1）「はい」と答えた方にお聞きします

> q1_2：問1（2）～～～

または、以下のように "q" 以外の単語の通し番号をつけます。

> **変数名**
> no　：通し番号
> f1　：年齢
> f2　：性別
> f3　：職業
> q1　：問1　～～は好きですか　　はい・いいえ
> q1_1：問1（1）「はい」と答えた方にお聞きします
> q1_2：問1（2）～～～

③ 質問紙の質問項目の横に変数名を記載する

　変数名から質問項目の内容がいつでもすぐにわかるよう、質問紙に変数名を記載しておきます。筆者は下記のように手書きしています。こうしておくことで、変数名がいつでも確認できます。

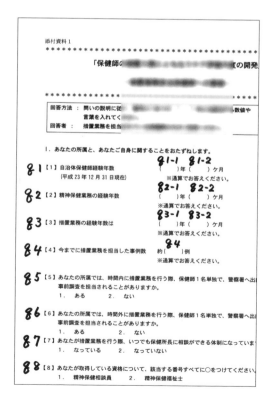

4 結果を入力する―データの入力

① 入力する値のポイント

　作成した入力用データシートに対象者 1 名（質問紙 1 枚）ごとのデータを 1 行（横に）に入れていきます（1 行 1 データ）。そのため、入力用データシートは、とても横に長い表になりますが、横長のシートになるからといって、データシートを分けたり、データを 2 行にしてはいけません。

> 1 データにつき 1 行を入力

	A	B	C	D	E	F	G
	No	q1_1	q1_2	q2_1	q2_2	q3_1	q3_2
2	1	23	9	13	9	1	9
3	2	34	9	9		7	
4	3	22	9	15	9	6	9
5	4	28	9	25			
6	5	24	9	6			
7	6	33	11	29			
8	7	33	9	25			
9	8	37	9	30	9	20	9
10	9			21	8	5	8
11	10			6	8		
12	11			13	9	13	9
13	12	23		8		4	
14	13	33	11	13	11	13	11
15	14	6	8	2	8	2	
16	15	28	9	25		13	9
17	16	30	10	20		4	
18	17	13	9	2	9		9
19	18	26	10	14		2	

セル J31 　fx 1

①1 行目に変数名を入れます

③2 行目から質問紙 1 枚につき 1 行ずつデータを入れます

②1 列目は通し番号を入れます

COLUMN

質問紙を配布する前に！！

　この節は、「質問紙が戻ってきたら」としていますが、質問紙を配布する前に、入力用データシートは作成しておきましょう。

　そして、予備調査で得た回答を用いてスムーズに入力できることを確認します。質問紙の配布前にここまでの作業をやっておくと、研究を進めるスピードがまったく違ってきます。

　質問紙を郵送するとほっとしますが、すぐに、戻ってきた質問紙の山を前にしてウンザリします。入力用データシートを準備しておくだけで、「さあ、次は入力‼」という気分になります。

データを入力する場合には、できるだけ数値で入力します。

- 年齢や経験年数、身長・体重などの数値の答えはそのまま数値を入れます。
- 性別や「はい」「いいえ」、「当てはまる」「やや当てはまる」「あまり当てはまらない」「当てはまらない」などの場合には、

```
性別：男性＝1　女性＝2
　　　「はい」＝1　「いいえ」＝0
```

```
「当てはまる」＝4
「やや当てはまる」＝3
「あまり当てはまらない」＝2
「当てはまらない」＝1
```

のように、回答に数値を当てはめます。

　注意が必要なものは、次の回答から、当てはまるものをすべて選んでくださいという場合です。

例

```
問　　あなたが持っている資格をすべて選んでください。

①看護師　②保健師　3　助産師　④ケアマネジャー
5　産業衛生管理者　6　1種養護教諭
```

このようなときに、よくみかけるデータ入力例です。

no	q1	q2
1	1,2,5	
2	1,3	
3	1,2,3,5,6	
4	1	
5		
6		

このように入力してはいけません！

データは以下のように入力しましょう。

資格を持っていれば「1」、持っていなければ「0」です。

no	q1_1	q1_2	q1_3	q1_4	q1_5	q1_6
1	1	1	0	0	1	0
2	1	0	1	0	0	0
3	1	1	1	0	1	1
4	1	0	0	0	0	0
5						

この入力方法を多重回答の入力と呼びます。

このように多重回答の場合は、選択肢の1つひとつを変数とし、

選択＝1
非選択＝0

で、入力します。

研究者の間では、よく「これは0、1で入力よね？」と言ったりします。

❷ 入力用データシートを調整する

4～5人のデータを入力すると、変数の欄が足りないなどの不備がわかります。その際は、入力用データシートを修正するのと同時に、質問紙の書き込みに修正を加えます。

❸ 変数名リストをつくる

以下に Excel で作成した変数名リストの例を示しました。

p.75 の図のように、変数名の内容がわかるリストを別に作成しておきましょう。リストを作成しておけば、新たな変数名を作成する際にとても便利です。

COLUMN

データ入力は、研究者によってそれぞれ自分のやり方（流儀）があり、研究に関する書籍の説明もさまざまです。書籍を見比べながらあれこれやっていると、同じようなファイルがずらーっと並んだりします。

筆者も何度も USB がゴミ屋敷状態になり、最初から入力し直すという失敗をしました。

データ入力は大変だし、他に楽な方法があるはず……とつい考えてしまいますし、あれこれつまみ食いをしたくもなりますが、絶対やめたほうがいいです。

つまみ食いというのは、書籍を見ながら、入力手順をちょっと変える、たとえば変数名の規則を変えるなどですが、筆者の体験上、ほんの些細なことを変更しただけでも悲惨なことになります。

変数名リストの作成は、以下の手順で行います。

a. 自分がつけた変数名を書く

表側*（表頭）に、変数名を記載します。p.72 の図の１行目を、変数名リストの表側にコピー＆ペースト（行と列を入れ替え）すると簡単です。

b. 変数名がどの問いの内容か、わかる説明を書く

表体（セル）には変数名の内容をわかりやすく記載します。変数名が短い問いの回答であれば、問いをそのまま記載してもよいでしょう。

MEMO
＊表側
表の１列目をいう。

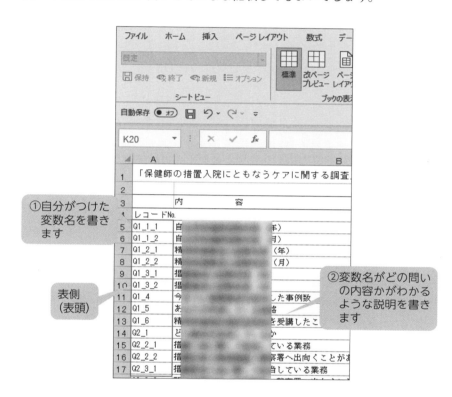

①自分がつけた変数名を書きます

表側（表頭）

②変数名がどの問いの内容かがわかるような説明を書きます

新たな変数名の作成

③（p.71）で変数名を記載した質問紙を作成しましたが、入力結果を分析する過程で新たな変数名を作成していく必要が出てきます。

たとえば、

①男性既婚、②男性未婚、③女性既婚、④女性未婚

と回答する設問（qx）があったとします。

①〜④の４群の分析だけでなく、男性、女性の２群でも分析する必要があるときは、新たな変数名を作成します。

①または② → ①、 ③または④ → ② …… (qX_1)

新たに qx_1 を変数名リストに加えましょう。

COLUMN

　調査が終わり、あなたは回収したたくさんの質問紙を手にします。そのとき、調査協力者への感謝と調査が終わった（ような）喜びでいっぱいになります。しかし、次の瞬間、質問紙の束を見ながら、「この用紙を眺めていても何もわからない……、一体どうすればいいのだろう。何から手をつければいいのだろう……」と途方に暮れるかもしれません。

　そのような状況とは、きっと次のようなパターンで調査を行った場合ではないでしょうか。

パターン①

調査結果から知りたいことを計画して質問項目を作成し、集計・分析は決めているが、その処理の仕方がわからない

パターン②

とりあえず、自分の聞きたいことを質問項目にしてしまったので、何を集計・分析すればいいのかわからない

　ほかにもいろいろな状況があるかもしれません。質問紙を回収した時点で研究の手が止まってしまい、貴重なデータが手つかずのまま、段ボール箱に埋もれてしまう……。こういうことが起こるのはあなただけではありません。かくいう筆者も、回収した質問紙を目の前にすると今まで登ったことのない高い高い山の登山に挑むような気持ちで、頭も手も止まってしまいます。

　きっと、あなたが勇気をもって一歩踏み出す行動としては、あらためて看護研究の本をよく読んだり、研究に詳しい人に聞いたりすることでしょう。すると、「調査は知りたいこと（調査目的）を明確にして行うものであって、回収した質問紙を目の前にして路頭に迷うということはあってはならない（そんな調査はその時点で失敗……）」というような記述を読んだり、研究者に言われたりして、さらに落ち込んでしまうかもしれません。確かに研究手法からいうと、調査結果の分析は質問項目と同様に事前に十分に練り上げておく必要があります。

　しかし、決してあきらめないでください。研究を本格的に指導してもらう人がいないなかで自分たちで何とかがんばった研究では、パターン②のような例はよくあることです。ですので、パターン②のときの救済措置については、あとで（p.96）触れます。

　これまでは、パターン①の場合を想定してデータの集計・分析ができるように、結果の整理の仕方を具体的に説明してきました。統計手法を用いて調査結果を分析するために、理解しておくべき基礎的な内容について書いています。今から研究を始める人や、研究論文を読んでもよくわからないという人、統計解析といった言葉を目にしただけで気持ちが折れてしまう人は、ぜひ、続きを読んでください。

　筆者は必ず大きな字で、有効回答数（n数）を書くことにしています。

　こうしてn数を書いておくと、分析しているときに結果に出てくる数を見て、毎回検算することができるので、間違えることがありません（少なくなります‼）。

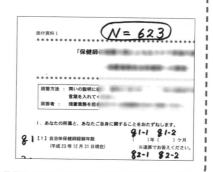

　ここに記載した方法は、筆者のやり方ですが、自分のやり方が定まるまでは、まずこの手順でデータ入力を行うとよいでしょう。研究を繰り返しながら、自分のやりやすい入力方法を見つけてください。

　やりやすい方法を見つけた方は、筆者らにもシェアをよろしくお願いします♪♪

5　データ入力が終わったら —データのクリーニング

　データ入力が終わっても、まだ集計・分析をしてはいけません。

　次は、データのクリーニングを行います。

　データのクリーニングとは、入力ミスなどがないか確認し、修正することをいいます。いろいろな方法がありますが、次のような方法で行うとよいでしょう。

❶ Excel のデータシート上で、オートフィルター機能を使う

　次の図（p.78）は、質問で「年」と「月」を答える質問の入力ミスがないかをフィルター機能で確認しているところです。図の太枠（A）の中には、列（変数）に入力された値がすべて表示されます。青の楕円（B）の中を見てください。「年」と「月」ですから「月」の回答は、「1」から「12」のはずですが、「20」が入力されていることがわかります。このような入力ミスがわかったら修正します。

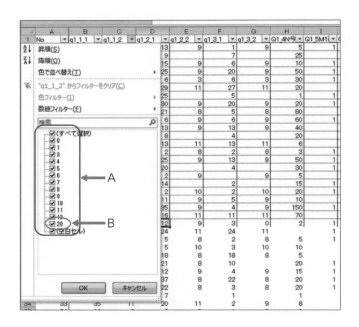

● 修正の手順

　Excel のオートフィルター機能を使って入力ミスを修正します。操作は以下の図を参照してください。

①フィルターを選択する：A2 セルにカーソルを置いたうえで、「フィルター」を選択します。

②「▼」マークが表示される：1 行目のすべてのセルの右横に「▼」マークが表示されます。

③ミスを確認したい列の「▼」マークを選択します。

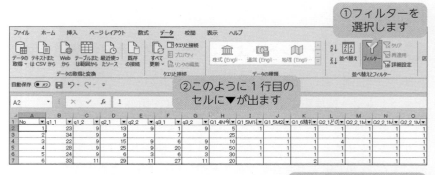

①フィルターを選択します

②このように 1 行目のセルに▼が出ます

③ミスを確認したい列の▼を選択します

④入力されるはずのない数値が表示されていないか確認をします。入力ミスを確認したい列の「▼」マークを選択すると、図のようなメニューが表示されます。メニューには、⑤入力しているすべての値がチェックボックスと一緒に表示されています。この値の中に、本来入力されるべきでない値がないか確認します。

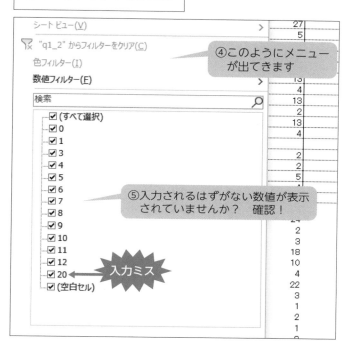

③の▼をクリックした画面

④このようにメニューが出てきます

⑤入力されるはずがない数値が表示されていませんか？　確認！

入力ミス

⑥入力ミスの「20」のみチェックします。

⑦〈OK〉をクリックすると、「20」が入力されている行が表示されるので修正します。修正し終えたらフィルターボタンを押して、フィルター機能を解除します。

入力ミスの「20」を修正します

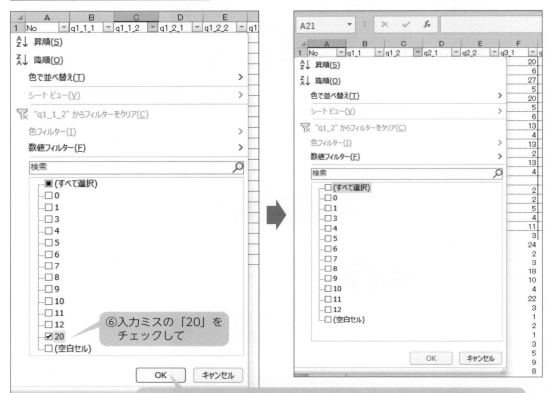

⑥入力ミスの「20」をチェックして

⑦〈OK〉をクリックすると、「20」が入力されている行が表示されるので、修正し、フィルターボタンを押してフィルター機能を解除します

間違えて入力されている値があれば、そのチェックボックスを指定して検索すると、間違えて入力されたセルのある行だけが表示されるので、それを1つずつ修正し入力ミスがないことを確認すれば、データのクリーニングが終わります。

❷ Excel での修正後

これで、Excel による入力用データシート作成作業は終わりです。ここからは spss などの統計ソフトを使うのが望ましいです。もし、spss が使えなくても次の記述統計までは Excel でも簡単にできますので、集計機能を使って挑戦してみましょう。

spss の使い方

　Excel は、データ入力や記述統計の処理にはとても便利なソフトです。しかし、Excel は表計算ソフトといって、一般的に統計処理のなかでも検定処理には向かないソフトとされています。なので、統計学的な「推定」「検定」を行う場合には、統計ソフトといわれるものを使用するほうがよいでしょう。看護研究でよく用いられている統計ソフトに「spss」があります。Excel との互換性もよく、きれいなグラフが描けます。spss が使える環境であればぜひ、使用してみましょう。また職場に spss がない場合は、あなたの近くにある看護系大学の看護教員に相談し、共同研究とするのも 1 つの方法です。そうすれば研究方法の助言ももらえるかもしれません。もちろん、筆者らにご相談いただいても大丈夫です。

　研究結果の分析では、まず① Excel で入力用データシートを作成し、②そのデータを spss に取り込んで統計処理をすると便利です。もちろんspss に直接データ入力することもできます。

　spss は看護研究によく用いられる統計ソフトですが、最初のデータ取り込みがうまくできないという相談をよく受けます。そこで、ここではデータの取り込み方法のみを説明します。分析の操作手順については、たくさんの良書が出ていますので、ぜひそちらを参照してください。

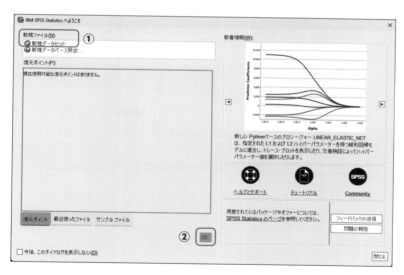

　これは spss の最初の画面です。

　まず「IBM SPSS Statistics 29」を起動してみましょう。spss のソフトが入っているパソコンだと、パソコンのスタートメニューの【すべてのアプリ】から、【IBM SPSS Statistics 29】を選択すると最初の画面が表示されます。

　①【新規ファイル】⇒【新規データセット】を選択します。

② 【開く】を選択します。

■下図のようにデータエディタの画面（データ入力する画面）が表示される。

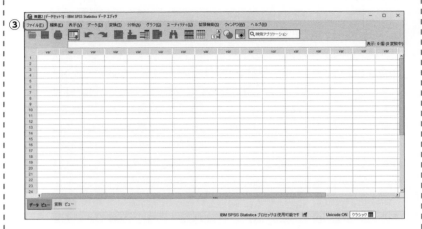

③ 【ファイル】⇒【データのインポート】⇒【Excel】を選択します。

■下図のように【データを開く】の画面が表示される。

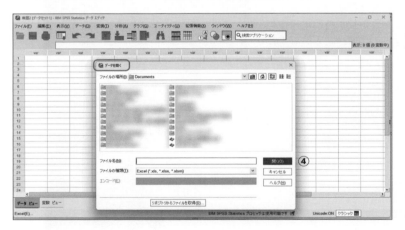

④ 【データを開く】の画面で、データが入力されている Excel ファイルを選択します。

⑤ Excel ファイルを選択すると、【Excel ファイルの読み込み】の画面
　が出てきます。必ず【データの最初の行から変数名を読み込む】に
　チェックを入れておきます。

　うまく読み込めない場合は、変数名のつけ方が適切でない可能性が高い
ので修正しましょう。

3 尺度を活用した研究に必要な統計の基礎

1 尺度を使った研究結果を分析するには

　尺度は、抽象的な事象（概念）の度合い（強弱、大小など）を測る「測定
用具」です。尺度を用いた結果は数値で示されますので、量的研究と同じく
統計解析を用いて研究結果をまとめていきます。

　ところで、統計解析は何のために行うのでしょう。「統計」は、「特定の集
団について、その集団のもつ数量的な特徴を見いだす」ための手法です。統
計解析を行うことで、①調査対象の特徴をとらえること、②調査対象（標

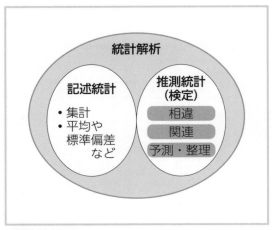
図1 統計解析

MEMO
＊統計学の分類
統計学の分類は、正しくは、記述統計学と数理統計学に分けられ、推測統計学は数理統計学の1つです。

本）の結果に基づいて、一般的な全体、母集団の状況を推測することができます。

　看護研究でよく用いられる統計解析は大きく2つに分けることができます（**図1**）＊。1つは、調査対象の特徴をとらえるための統計解析（記述統計）で、調査で得られたデータを直接、計算する手法です。具体的には、平均や最小値・最大値を求めたり、度数分布表を作成したりします。もう1つは、調査対象（標本）から全体（母集団）を推測することによって、全体（母集団）の傾向を知るための統計解析（推測統計、分析統計ともいわれます）です。

- 記述統計：調査対象（標本）から得たデータそのものを記述する
- 推測統計：調査対象（標本）から得たデータをもとに、全体（母集団）
　　　　　　を推測することで、全体（母集団）の傾向を示す

　推測統計は、さらに相違、関連、予測・整理などに分類されます。このことは後述で詳しく説明しています。

2 分析の順序―分析の計画を立てよう

　統計解析は、まず、①記述統計を行って調査結果を把握し、調査対象の特徴を頭に入れたうえで、②推測統計を行うとよいでしょう。

　統計解析を効率よく進めるために、「分析の計画」を立てておきましょう。記述統計、推測統計のそれぞれにおいて、どのような分析が必要かあらかじ

め検討し、実施する分析を書き出して一覧にまとめておくのです。その一覧に従って、分析を進めていきます。

　この本を手にとったあなたは、おそらく「これまで質問紙調査は何度か行ったことがある。平均値や割合は出せるけれど、もっと研究らしくしたい……」と思っていませんか。学会で、「○○検定によって、AとBには有意な差があることが示されました」と発表しているのを聞くと、なんだかハイレベルな感じがしませんか。また、聞いているだけで「研究は自分には無理」と思う経験をした人は少なくないはずです。

　筆者は、「看護研究をしたい」という相談を受けることが多々あります。話を聞くと、質問紙調査等の経験がある、つまり看護研究はしたことがあるのですが、平均と割合を出すだけではなく、もう一歩進めたいということを「看護研究がしたい」と言っていることがわかります。

　このあと、分析の手順に沿って記述統計、推測統計について説明します。推測統計を計画していくためには、「4　推測統計」（p.86）の部分から読み進めてください。

3　記述統計—調査結果を整理しよう

❶ 記述統計とは

　まず、調査結果をおおまかにとらえるために記述統計を行います。
　記述統計では、質問項目を1項目ごとに丁寧に見ていきます。
　質問紙調査では、最初に「年齢」や「看護師経験年数」などの属性、そして「問1」「問2」などの研究目的に合致する項目を聞くと思います。その「年齢」や「問1」などについて、それぞれの平均や最小値、最大値、分布（ヒストグラム）などを見ていくことで、調査対象の特徴を明らかにする（記述する）ことを記述統計といいます。

　統計では、調査で得られた1項目ごとのデータを変数とよびます。記述統計は、「1変数の基本統計量＊を見る」ことで調査対象を把握できるよう整理・説明することと考えましょう。

❷ データの種類と記述統計

　データには、①質的データ（順序尺度と名義尺度）と、②量的データ（間隔尺度と比尺度）があります。質的データは、数値自体に意味はなく、いくつかの区分（性別：男・女、健康状態：よい・悪い等）に割り当てられたも

MEMO
＊基本統計量
基本統計量とは、連続変数の場合は、平均値、中央値、最頻値、標準偏差など、名義尺度や順序尺度の場合は、度数とその全体に示す割合などをいいます。
平均値、中央値、最頻値、標準偏差の説明は多くの統計や研究の本に記載されているので、ここでは詳細は省きます。

の、量的データは数値が数量として意味をもつものです。

　質的データの記述統計では、それぞれの構成割合を整理します。たとえば、名義尺度である「性別」は男女の構成割合を百分率（％）で示します。

　量的データの記述統計では、その集団の特性を代表値とばらつきで示します。代表値は、平均値、中央値、最頻値などで表されます。ばらつきとは、個々のデータが代表値を中心としてどの程度散らばっているかを示すもので、範囲（最大値・最小値）、分散、標準偏差などで表されます。

SKILL UP

記述統計の際に、再度、入力ミスと異常値を確認‼

　記述統計を行う際には、

- 最小値
- 最大値
- 分布（ヒストグラム）

を注意深く見ましょう。

　ここでおかしな値がないか、再度確認してください。

　たとえば、看護師さんの「年齢」の回答なのに、最小値が「0」や最大値が「100」などの場合があります。このときは面倒でも、答えた人が間違えたのか（不正回答）、入力ミスなのかを再度、質問紙を確認して入力し直します。この手間を惜しむと平均値なども変わりますし、さらには検定の結果がまったく信頼できないものになってしまいます。

4　推測統計―検定手法を用いる

　記述統計で調査結果をおおまかにとらえることができたら、あなたが言いたいことをさらに根拠づけるために検定手法を用いて分析し、説得力を高めましょう。

COLUMN

筆者の言い訳

　ここからの統計解析の解説は、私自身、統計が苦手で、それを克服するため、簡単に理解しようとして考えたものです。そのため、厳密にはちょっと違うという部分も多々あると思います。しかし、看護研究嫌いの学生たちに、ここに書いたような説明をすると、看護研究の文献をよく理解できるようになることを経験しています。まずこれを読んでいただいて、統計解析が怖くなくなったら、本格的な統計の本を読んでください。また、「これは、いくらなんでも書き方が悪い」と感じる点がありましたら、ぜひ、筆者に教えてください。統計の研究者の方には、稚拙な説明を切にお詫びします。

本書では、①検定方法の選び方、②看護研究でよく用いる検定方法について説明します。

念のためですが、看護研究＝検定ではありません。しかし、平均や割合から得られる情報は非常に重要で貴重です。不必要な検定を多用しても意味がありません。必要に応じて適切な検定方法を用いましょう。

看護研究を行ううえで必要なのは、「検定方法選び」ができることです。適切な検定方法が決まれば、あとは統計ソフトを用います。すでに述べていますが、看護研究、特にアンケートなどでは spss がよく使われています（p.81 の SKILL UP 参照）。spss の使い方についてはたくさんの書籍が出ています。可能であれば、最初は使ったことがある人から教えてもらいましょう。使い方の基礎がほんのちょっとわかれば、あとは Word や Excel に慣れるのと同じで、いろいろ分析しながら使い方を覚えていけるはずです。

① 推測統計を行うために―きっと知りたい統計解析のツボ

前述したように、記述統計と推測統計には調査対象（標本）のデータそのものを検討するのか、調査対象（標本）のもとである全体（母集団）を検討するのか、という大きな違いがあります。

この違いを踏まえ、標本から全体を推定する推測統計における検定を理解するために、次の部分だけは我慢して読んでください。「帰無仮説」という文字を見ただけで読むのをあきらめないでください。誰でも推測統計の基本が理解できるように書いたつもりです。嫌な単語はほんの少しで、必ず 5 分で読めるようにしました。

② 我慢して、読んでみよう―統計が苦手な人へ

あなたが看護ケアを行ううえで「従来のケア A より、自分がやっているケア B のほうがいい」と思うことが少なからずあるでしょう。そんなとき、きっとそのことを証明したいと考え、「有意差がある……と言えば、みんなが納得するだろう」と思うでしょう。

あなたが思っているように、アンケートや実験で得られた結果を検討し、根拠づけする方法として、統計解析の検定が有効です。

統計解析を用いても、ケア A とケア B のどちらがよいのかを示すことはできません。ただ、たとえばケア A とケア B によって、患者さんの睡眠時間の長さに違いがあるかどうか（正確には違いがある確率が高いか高くないか）は示すことができます。そのことを「ケア A とケア B では、患者の睡眠時間に有意な差があることが示された」と表現し、ケア B の睡眠時間が

MEMO
統計解析と検定？？
ここからは、p.84の図の「相違」にかかわる部分について述べています。

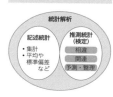

長ければ、それを聞いた人が、「ケアBのほうが効果があるのか」と信じてくれるわけです。

　つまり、検定ではその事柄（事象）が「（たぶん）偶然」か、「（たぶん）偶然ではない」かを示すことで、自分の考えを根拠づけることができるのです（エビデンスを示しているということです）。

　これはコントロール群と観察群の2つの群を比較する棄却検定法の考え方で、棄却検定法の考え方が理解できれば、ほとんどの検定手法がわかるようになります。

● 棄却検定法

　ここからは、棄却検定法について説明します。

　棄却検定法では、帰無仮説という考え方を用います。

> **棄却検定法の考え方**
> ①最初に比較したい2群は等しいと仮定する（これが帰無仮説です）
> ②調査や実験で得られた2群の結果が偶然に起こる確率を、平均と標準偏差など（正確には各種の統計量の分布）から求める
> ③その確率が非常に小さければ、最初に「2群は等しい」と仮定したことは偶然とはいえない（実際に偶然では起こりえない：対立仮説）と考えて、その仮定を棄却する（あくまでも確率なので、絶対とはいいきれないことも頭に入れておきます）

　つまり棄却検定法は、最初の2つの群は同じという仮説を棄却（帰無仮説）し、2つの群のずれが実際に起こる確率はとても低いことを主張するための方法です。

　「2つの群のずれが実際に起こる確率はとても低い」ということは、つまりこの検定を使って、2つの群は異なる（2つの群は有意に異なる）と示しているわけです。

　また、実際に起こる確率はとても低い（有意に異なる）というための値には、5％あるいは1％を用います。これを有意確率5％あるいは1％といい、$p < 0.05$ あるいは $p < 0.01$ と記載します。

> ・棄却検定法：2つの群は有意に異なることを主張するための方法
> ・有意確率：5％あるいは1％を用いることが多い
> 　　　　　$p < 0.05$ あるいは $p < 0.01$ と記載する

　ここまでで、我慢して読む部分は終わりです。がんばって読んでくださっ

てありがとうございます。

棄却検定法について、もう少し具体的な例で説明しましょう。

> **例** シャワー浴と浴槽浴による睡眠時間の長さ
>
> 　女性向け雑誌には、疲れをとるためには簡単にシャワーで済ませないで半身浴をするといいですよ、といった記事がよく載っています。あなたも眠れない患者さんに「今日まではシャワー浴ですが、明日から浴槽に入れるから、きっとぐっすり眠れますよ」などとお話ししたことがあるかもしれません。経験的にシャワーで済ませるより浴槽にゆっくりつかったほうが睡眠時間は長そうですね。実際にはどうなのでしょう。
>
> 　そこで、あなたはシャワー浴と浴槽浴では睡眠時間の長さに差があるのか調査したとします。その結果が**図2**のようになりました。
>
> 　知りたいのはシャワー浴と浴槽浴で睡眠時間の長さに違いがあるかということです。そこで検定は、次のように仮説を立てて行います。

- ・帰無仮説（棄却するための仮説）：シャワー浴と浴槽浴では、睡眠時間の長さに変化がない
- ・対立仮説：シャワー浴と浴槽浴では、睡眠時間の長さに変化がある

　ここで実際の測定値を統計ソフトに投入すれば、有意確率が計算され、その値（p値）によって帰無仮説が棄却できそうかどうかがわかります。

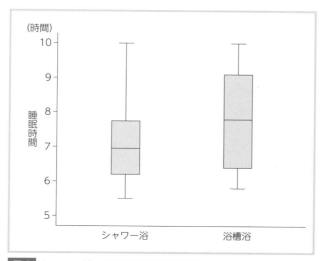

図2 シャワー浴・浴槽浴別の睡眠時間

両側検定と片側検定

　こちらも、統計ソフトに投入したものの、分析結果に表示されて挫折しそうになる統計解析アレルギーのもととなる言葉かもしれません。

　先ほどの例でいくと、「当然、シャワー浴より浴槽浴のほうが眠れるのだから、浴槽浴の場合に睡眠時間が長くなる」と考え、「睡眠時間の長さに変化がある＝シャワー浴より浴槽浴の睡眠時間が長い」と推測しているでしょう。しかし、必ず浴槽浴の睡眠時間が長くなるといえるでしょうか。シャワー浴の人は、体をしっかり休めようと思って長い時間シャワー浴を行ったことで、ほどよい疲労感により睡眠時間が長くなっているかもしれません。

　ですので、通常、帰無仮説の棄却域（棄却できる範囲）を両側に設けます。このことを「両側検定」、片側のみに設ける場合を「片側検定」といいます。両側検定のほうが、厳しい基準で判定していることになります。

> ・通常、両側検定を行う
> ・両側検定は、片側検定より、厳しい基準で判定している

「あわてものの誤り（第一種の過誤）」と
「ぼんやりものの誤り（第二種の過誤）」

　検定と聞いただけで嫌になる原因ともいえるもう1つの言葉、「第一種の過誤」と「第二種の過誤」についても説明しておきましょう。

　まず、検定アレルギーにならないために、

　・第一種は「あわてもの」
　・第二種は「ぼんやりもの」

とだけ、覚えてください。

　あわてものは「間違って捨てちゃう」、ぼんやりものは「捨てるのを忘れちゃう」という意味。そして、「捨てる（捨て忘れる）対象＝帰無仮説」です。

　ここからはリラックスして読んでください。早速、解説です。

　・第一種の「あわてもの」は、帰無仮説が正しいのに棄却する。

　たとえば、若年者と高齢者の睡眠時間を比較したとします。検定をすると、有意確率5％未満であったので、帰無仮説（若年者と高齢者で睡眠時間に違いがない）を棄却し、若年者は高齢者より睡眠時間が長いと判断したとします。しかし、実際にはたまたま若年者の睡眠時間を測定した日の前日がテストで睡眠不足の者が多かったため、睡眠時間が長かっただけ、

というような場合です。

- 第二種の「ぼんやりもの」は、帰無仮説が間違っているのに採択する。

検定をすると、有意確率が5％以上であったので、帰無仮説を棄却せず、若年者と高齢者で睡眠時間に違いがないと判断したとします。しかし、実際には高齢者の被験者が、睡眠時間を測定するので、できるだけ長く寝ていたために若年者の睡眠時間と変わらなかっただけ、というような場合です。

第一種の過誤は有意水準といい「α」で、第二種の過誤は「β」の記号で示します（前述しましたが、有意水準αは伝統的に5％か1％を用います）。

5 検定方法の選び方

検定を用いる手順
①検定が必要か、よく吟味する
②適切な検定方法を選ぶ
③統計ソフトを用いて、②で選んだ検定を行う

❶ 検定方法の選び方1 ─どの分析を使うか

検定は、自分でできなくていい‼（統計ソフトがやってくれる）
必要なことは適切な検定方法を選ぶこと！

看護研究を行う、あるいは論文を理解するうえで必要なのは「検定方法選び」ができることです。では、検定方法を選ぶにはどうすればよいのでしょうか。

そのためには、次の3条件の意味さえ理解できればいいでしょう。

検定を選ぶ3条件
①変数の種類 ➡ 名義尺度、順序尺度、連続変数（間隔尺度・比尺度）のどれか
②対応の有無 ➡ 対応があるか、ないか
③変数（比較したい群）の数 ➡ 2つか、3つ以上か

この3条件の意味さえ理解できればいい、と言い切りましたが、これは統計解析の第一段階に関して、です（ごめんなさい）。

MEMO
研究の話をする際
に「分析」や「検定」
という言葉を使う場
合、一般的には、統
計解析の中でも推測
統計をイメージして
いることが多いよう
です。

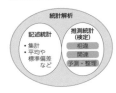

② 統計解析の種類

「統計解析」の図（p.84）をもう一度見てみましょう。

推測統計＝相違の検討と思われていることがよくありますが、推測統計にも種類があります。大きく分けると次の3種類です。

推測統計の種類

①比べる：「相違」を検討する

②関係を見る：「関連」を検討する

③「予測する」・「整理する」

---

① 比べる：「相違」を検討する

この方法には、あなたもきっと耳にしたことがある $\chi2$ 検定や t 検定などがあります。$\chi2$ 検定や t 検定は、どちらも比べるための手法です。

では、$\chi2$ 検定と t 検定では何が違うのか。それは「何を」比べるのか、という違いです。比べたいのですから、当然、比べる対象があります。この比べる対象が、変数です。

それでは、看護研究では比べる対象の例はどのようなものがあるでしょうか。

COLUMN

相談する研究者も吟味が必要

前述したように、「看護研究がしたいけれど、わからない」という人は、単に推測統計が理解できないだけ、ということがよくあります。

でも、ちょっと意地悪な研究者に相談してしまうと、「研究がわからないって、何がわからないの？ 研究課題のこと？ 研究計画のこと？ 分析のこと？ えー、それもわからない（苦笑）……」という目にあって、私には看護研究は無理とあきらめてしまった、"研究者は嫌なヤツ病"に罹患した、という人もいるかもしれません。

研究者選びは、主治医を選ぶのと同じです。恋人を選ぶように、いろいろな研究者から自分に合う相手を吟味してください。研究者も人によってそれぞれです。ぶっきらぼうだけど、本当に必要なアドバイスをくれる人など、いろいろいます。

ただし、一度に多くの研究者に手を出すことは信頼関係を失いますので、ご注意を‼

実は、研究者のなかには、一生懸命相談に乗っていたのに途中でいきなり研究を中止された、勝手に他の研究者と研究発表されていたなど、苦い思い出をもっている人もいます。それで研究の相談に来た人にはちょっと警戒して、最初は冷たい態度をとることがあります。

あなたの真摯な姿勢が伝われば、多くの研究者は力になってくれるはずです。

例
- シャワー浴と浴槽浴による患者さんの睡眠時間の長さの違い
- ベテラン看護師と新人看護師の仕事に対する満足度の違い

例でわかるように、看護研究ではこの「比べる統計解析」がよく用いられます（「比べる」統計解析を使用する人は、p.98「6 平均値を比べる」をお読みください）。

② 関係を見る：「関連」を検討する

この方法を使っている研究の結果では、「AとBには相関があることが示されました」などというように報告されます。発表のポスターにも必ず線と点がいっぱいのグラフがあって、何だかかっこいい感じがする……。そう、相関という言葉が出てきましたね。この方法は、あなたが一度は使ってみたい方法かもしれません。

この相関を検討する方法としては、ピアソンの積率相関係数や順位相関係数を求める方法があります。ここで怖がらないで。大丈夫。ピアソンの積率相関係数、順位相関係数と書いてあるのだから、「相関」つまり関係を見ているだけです。

関係を見るというのは、Xが増えればYも増える（比例）、Xが増えればYが減る（反比例）とかです。あなたも算数で、y＝m×のmが正の整数ならグラフは右上がり、負の整数なら右下がり〜と習いましたね。だいたいそういうことなんです。

ところで、先ほどの「比べる」には○○検定という名前がついていましたね。統計における「検定」とは、「仮説を設定し、それが正しいかどうかを判断する」ことです。「比べる」統計解析では、有意確率により帰無仮説を棄却することで、「違いがある」または「違いがない」を見ます。

こちらは相関係数を求めるのです。関係が強いか弱いかをその係数によって判断します。

相関係数の見方は、

Xが増えれば、Yも増える　➡　正の相関（相関係数は、正の数）
Xが増えれば、Yが減る　➡　負の相関（相関係数は、負の数）

相関係数の値は、どの方法かによって異なりますが、よくあるのが「−1〜＋1」の範囲です。つまり、相関係数0だと相関なし、と覚えておけば、他の人の研究発表を聞いたとき意味がわかると思います。

この方法を使用する研究例を記載しておきます。

> **例** ・人口密度と高齢化率には関係があるか
> ・看護師の経験年数と看護技術に対する自信には関係があるか

　この方法も、調査や実験の結果を統計ソフトに入れればいいだけ。何も難しいことはありません（「関係を見る」統計解析を使用する人は、p.101「7 関連を見る」をお読みください）。

③ 「予測する」・「整理する」

　この方法には、多変量解析といわれる方法が当てはまります。尺度開発をする研究者には、必ず必要になるでしょう。

　少し看護研究を重ねた人であれば、重回帰分析や因子分析という言葉を聞いたことがあるでしょう。その方法はここに分類できます。この方法は非常に複雑なので、時間をかけて勉強することが肝要です。ここでは、勉強するときのヒントになるポイントだけを示しておきます。

多変量解析の目的
① 「予測する」：複数の変数から、1つの変数を予測・説明・判別する
> **例** 在宅での看取りに必要な技術を、研究者が整理した看護行為から成り立っていることを説明する

② 「整理する」：複数の変数間の関連性を整理する
> **例** 在宅での看取りに必要な看護行為が 20 項目抽出されたので、どのような種類から構成されているか、整理する

適応する分析手法
① 「予測する」
　目的変数：量的データ　説明変数：量的データ　➡　重回帰分析
② 「整理する」
　目的変数：量的データ　説明変数：量的データ　➡　因子分析
（尺度開発で、因子分析などを行う人は、p.113「②因子分析（探索的因子分析）」をお読みください）

MEMO
検定を選ぶ3条件
①変数の種類➡名義尺度、順序尺度、連続変数（間隔尺度・比尺度）のどれか
②対応の有無➡対応があるか、ないか
③変数（比較したい群）の数➡2つか、3つ以上か

❸ 検定方法の選び方 2 ―検定を選ぶ3条件

　「①検定方法の選び方1」（p.91）では、適切な検定が選べればよいということ、検定を選ぶための3条件について述べましたが、「3条件の説明がな

い‼」とお怒りの人もいらっしゃるでしょう。申し訳ありません。ここで3
条件について、説明します。

条件❶ 変数の種類

まず、「変数」。これは、対象に聞いた問いの答え、たとえば、年齢や性別、
「はい・いいえ」「いつも・ときどき・めったにない・ない」、身長、体重、
血圧などのことです。数とかデータとかいわれたらどうということもないの
ですが、「変」がつくと緊張します。なぜでしょう……。

今、年齢や性別、「はい・いいえ」「いつも・ときどき・めったにない・な
い」、身長、体重、血圧などと書きました。これらは全部同じ種類のもので
しょうか。下図を見てください。

名義尺度	順序尺度	連続変数	
性別 はい・いいえ 好き・嫌い	いつも・ときどき・ めったにない・ない よい・普通・悪い	[間隔尺度] 西暦 気温	[比尺度] 年齢 身長 体重 血圧

どうでしょうか。3つは何となく違うと思いませんか。

変数には、①名義尺度、②順序尺度、③連続変数（間隔尺度・比尺度）が
あります。まず、調べたい変数がどれにあたるかを考えます。

> **例** 新人看護師の性別によって、看護技術への自信（いつも～ないの
> 5段階）には差があるか
> ➡調べたい変数は看護技術への自信＝順序尺度なので、順序尺度
> を分析できる方法を選ぶ。

条件❷ 対応の有無

「対応のある」と「対応のない」は、対象者が違うか、同じか、です。

> **例** 新人看護師の採血への自信が研修の前後で異なるか
> ➡これは同じ人に研修の前後でデータをとることになるので、対
> 応のある場合です。
> **例** ベテラン看護師と新人看護師の夜勤に対する不安の程度、若年者
> と高齢者が入浴する際のお湯の温度
> ➡これは違う人に同じ条件のデータをとることになるので、対応
> がない場合です。

「①２つの群の平均値の差の検定」（p.98）にも詳しく述べていますのでお読みください。

条件❸ 変数（比較したい群）の数

これは、そのまま理解してください。群の数が２つか、３つ以上か、です。

> **例**
> ・２つは、男性・女性の群、若年者・高齢者の群など
> ・３つ以上では、看護師の新人・中堅・ベテランの群など

その条件がわかれば、あとは**表1**から当てはまるものを選びましょう。

表1から検定法を選び、その検定方法が解説されているページを読んでください。

表1 主な検定方法

変数の数 ＼ 尺度の種類		名義尺度	順序尺度	間隔尺度・比尺度
２つの変数	対応なし	χ２検定	マン・ホイットニーのU検定	対応のないt検定
			ウィルコクソンの順位和検定	
	対応あり	マクニマー検定	ウィルコクソンの符号付順位和検定	対応のあるt検定
３つ以上の変数	対応なし	χ２検定		一元配置分散分析
	対応あり			二元配置分散分析

COLUMN

パターン②（p.76のCOLUMN）の救済措置

パターン②　とりあえず、自分の聞きたいことを質問項目にしてしまったので、何を集計・分析すればいいのかわからない

このときは、奥の手「ある材料で料理する！」のです。

よくやってしまう方法に、意味なく「変数と変数を検定にかけまくる」という手があります。これは、絶対にダメ!!何をやっているのか、全然わからなくなりますよ。なのに、「有意差が出た出た♪」といって、喜んだりします（過去に筆者も経験あり）。意味のない検定に有意差が出てもダメです。

パターン②のときは、だいたい意味なくあれもこれも質問しています。ですから、案外、材料はいっぱいあります。そのなかでもう一度、この調査で一番知りたかったことは何だろう、と考えます。

> **例** 3歳児健康診査に来た母親への調査
> ①育児は楽しいですか
> ②テレビは何時間見せていますか
> ③ご家族は育児に協力してくれますか
> ④お子さんは9時までに寝ていますか
> ⑤お母さんはお仕事をされていますか

　たとえば、例のように、いろいろ質問したとします。調査の目的は、「子育ての実態把握」でした。ただ、目的の「子育ての実態」が漠然としすぎていたので、質問項目の記述統計の結果は出ましたが、それから何が見えるのかわかりません。

　そのとき、
第1段階：質問項目全体を見て、聞きたかった項目の第3位までをランキングします。
第2段階：第1位のみに着目し、「この質問をした目的」「本当はどんなふうに詳しく知りたかったのか」を考えます。

第1位　お子さんは9時までに寝ていますか

質問の目的：子どもの早寝早起きを推奨するために、現状を知りたい。
本当はどんなふうに詳しく知りたかったのか：
・子どもに早寝早起きの習慣をつけてほしいが、母親が疲れていると難しいかもしれないので、疲れている状況かどうか。
・早寝早起きには、テレビが影響しているのかどうか。

第3段階：第1位の質問に関して、第2段階で考えたことを見るには、第1位の質問にどの質問を組み合わせれば明確になるかを考える。

　子どもに早寝早起きの習慣をつけてほしいが、母親が疲れていると難しいかもしれないから、疲れている状況かどうか。←これは、どんな状態？
　　a　家族が協力的ではない
　　b　母親が仕事をもっている
　　c　母親の年齢
　　d　母子家庭かそうでないか
　第1位の質問と組み合わせられるもの（ここではaとb）を選んで、検定する！

　上記のように行うと、きっと何とかなります。「ある材料で料理する‼」方法は、そもそも、一番調べたかったことをあらためて考え直し、今あるもので分析する。その際、不必要な質問項目は思い切って使わない、というふうにやってみることです。

　ただし、このような調査は意味のないことを調査対象者に聞いており、迷惑をかける調査ですので、絶対に避けなければなりません。

　こうした調査対象者に迷惑をかける調査を行わないために、現在、研究では、必ず倫理審査を通すことが義務づけられていることも知っておくとよいでしょう。

6 平均値を比べる

1 2つの群の平均値の差の検定

> **例** （A）ベテラン看護師と新人看護師では、看護記録をつける時間に
> 　　　　差があるか
> 　　（B）若年者と高齢者では、入浴する際のお湯の温度に差があるか
> 　　（C）看護師の体温は、日勤の朝と夜勤明けの朝で差があるか

　上記のように、2つの群の平均値の差を比べたいときは t 検定を用います。
「〜を t 検定で検討した。その結果 $p < 0.05$ で有意差を認めた」
「〜を t 検定で検討した。その結果、危険率 0.05 で有意差を認めた」
と記載します。
　ここでもう1つ注意があります。t 検定には「対応のある t 検定」と「対
応のない t 検定」があるため、どちらを選ぶかを考えます。

どちらの t 検定かを選ぶ
- 対応のある t 検定　➡　例（C）
- 対応のない t 検定　➡　例（A）（B）

　「対応のある」と「対応のない」は、どこが違うかわかりますか。具体例
をよく読むだけで、何となくわかると思います。答えは簡単。（A）と（B）
は、対象者が違いますね。しかし（C）は同じ人の違う現象を測定していま
す。以下にもう少し説明をします。

● 対応のある t 検定

対応のある t 検定を選ぶ条件
- 比較したい群の数　➡　2群
- 調べたい変数の種類　➡　連続変数（間隔尺度・比尺度）
- 対応の有無　➡　対応がある

　対応のある t 検定は、同じ対象（標本）を測定した2つの群の平均値を比
較する方法です。たとえば「A病棟に入院した糖尿病の患者さんの体重を、
入院時と退院時（糖尿病教育プログラムの終了時）という2つの群で測定す

る」場合などに用います。この方法で「入院の前後で体重は変化するか」、つまり糖尿病教育プログラムの効果を調べることができます。

● 対応のない t 検定

対応のない t 検定を選ぶ条件

- 比較したい群の数　➡　2群
- 調べたい変数の種類　➡　連続変数（間隔尺度・比尺度）
- 対応の有無　➡　対応がない

　対応のない t 検定は、異なる対象（標本）を測定した2つの群の平均値を比較する方法です。たとえば「A病院とB病院の看護師は、どちらが在職年数が長いか」を検討する場合に用います。

② 3つ以上の群の平均値の差の検定（一元配置分散分析）

この検定を選ぶ条件

比較したい群の数　➡　3群以上

調べたい変数の種類　➡　連続変数（間隔尺度・比尺度）

対応の有無　➡　対応がない

---

　t 検定は2群の平均値を比較する検定方法でした。では、3群以上の場合はどうしたらよいでしょうか。

　下記のように、3群以上の平均値の差を検定するには、一元配置分散分析を用います。

例
- 新人看護師、中堅看護師、ベテラン看護師では、看護記録をつける時間に差があるか
- 高齢者が入浴する際、入浴前、浴槽に入った直後、浴槽につかっているとき、浴槽から出た直後では、血圧に差があるか

ここでもう1つ注意すべき点があります。

　3つ以上の群に差があった場合、どの群とどの群に差があるかを調べるのに、繰り返し t 検定を使う方法は用いてはいけない

➡ 多重比較の検定を用いる

一元配置分散分析を行うと、多群の平均値に差があることがわかります。しかし、この検定では、どれとどれの群に差があるのかについてはわかりません。

　つまり、群と群を比較しようと考えますが、その際、t 検定を使ってはいけません*。

　多くの場合は、「多重比較の検定」を使うとよいでしょう。そうすれば、どこの平均値に差があるかを知ることができます。

MEMO
＊t 検定を用いると、検定全体での「あわてものの誤ち」（第一種の過誤）が起こる危険が高くなるからです。詳細を理解できなくても大丈夫です。

多重比較の検定

　ほとんどの場合、次のどちらかの方法を選ぶ

①コントロール群との比較：ダネット（Dunnett）の検定

②それ以外の比較（すべての群の比較）：テューキー（Tukey）の検定

SKILL UP

一元配置分散分析

　一元配置分散分析とは、分散分析の仲間です。

　では、分散分析とは……。

　分散分析とは、3 つ以上の群（母集団が正規分布する群）の差を検定することです。

　では、一元配置とは……。

　元は「因子」を意味しますので、一因子の場合のことです。

　つまり、一元配置分散分析とは、①3 つ以上の群（母集団が正規分布する群）の差、②一因子の場合に用いる分析です。

例　一元配置分散分析

3 種類の入眠剤で入眠までにかかる時間を比較

入眠剤 A	入眠剤 B	入眠剤 C
time1	time01	time001
time2	time02	time002
time3	time03	time003

　この場合、入眠までにかかる時間に影響を与えるのは入眠剤の違いのみ（一因子のみ）のため、一元配置分散分析を用います。

例 二元配置分散分析

3種類の入浴方法（半身浴、サウナ、ミストサウナ）で、心拍数の時間の経過による違いを比較

半身浴	サウナ	ミストサウナ
5分	10分	15分
time1	time01	time001
time2	time02	time002
time3	time03	time003

　この場合、心拍数は入浴方法と時間の経過の2つの影響を受けます（二因子）。たとえば5分後はサウナの心拍数が最も高く、15分後は半身浴の心拍数が最も高いということが出てきます。

　尺度を用いた研究で使うことはほとんどないでしょう。

7　関連を見る

① 変数（名義尺度）間の関連を見る─χ2検定

この検定を選ぶ条件

- 比較したい群の数 ➡ 2群（3群以上も可能）
- 取り扱う変数の種類 ➡ 名義尺度
- 対応の有無 ➡ 対応がない

　看護研究に限らず、質問紙調査では、質問項目の問いに対して、「1. はい」「2. いいえ」などの答えが、回答者の属性（性別や職種、資格の有無など）による違いによってあるかどうかを知りたいことが多いでしょう。

　このような場合に用いるのが、χ2検定です。

例
- 男子高校生と女子高校生では、「将来子どもがほしい」と思う割合に差があるか
- 乳児をもつ母親と父親では、「育児は疲れる」と感じている割合に差があるか

つまり、χ2検定は、対応のない名義尺度の検定です。

- 変数の種類 ➡ 名義尺度
  例 「将来、子どもがほしい」「育児は疲れる」
- 比較したい群 ➡ 2群（3群以上も可能）
  例 男性・女性、父親・母親
- 対応の有無 ➡ 対応がない

この検定は、よく用いる検定ですので、仕組みを理解しているとよいでしょう。そこで、統計の本を読むときにχ2検定に関する言葉や内容が理解できるように、もう少し説明します[*]。

大木[1]によると、χ2検定は、次のように説明されています。
「2つの質的な変数の独立性を調べることができます」

この文献は非常にわかりやすく書かれた親切な看護研究の本です。ぜひ一度読むことをお勧めします。誤解のないように書いておくと、一読されると、よく理解できる本なのですが、あなたは、おそらく（すみません……もしかしたら）上記の部分だけを読んで、本を閉じるかもしれません。それではとても残念ですので、少し補足しておきます。

次の例を読んでください（実際に測定したデータではありません）。

MEMO
*ここからは、興味が出たときにお読みください。

例 乳児をもつ父親と母親では、「育児は疲れる」と感じている割合に差があるかどうかを知るために、父親50人、母親50人（合計100人）に調査すると、回答は次のようになりました。
「育児は疲れる」 ➡ 父親 「はい」15人、「いいえ」35人
母親 「はい」23人、「いいえ」27人

整理すると、次の表になります。これを観測値（観測度数）といいます。

観測値 （人）

	育児は疲れる		計
	はい	いいえ	
父親	15	35	50
母親	23	27	50

では、父親と母親の関係なく、「育児は疲れる」と答える人はどのくらいいるでしょう。それを知るために、父親と母親を合計してみましょう。

	育児は疲れる	
	はい	いいえ
合計	38 （38.0%）	62 （62.0%）

　この表から、父親と母親の区別がなければ、先ほどの観測値の表はどうなるでしょう。合計した表から、「はい」38.0%、「いいえ」62.0%で起こると考えられます。

　それが期待値（期待度数）*といわれ、下の表になります。

期待値

	育児は疲れる		計
	はい	いいえ	
父親	19	31	50
母親	19	31	50
計	38	62	100

MEMO
＊期待値とは、「確率分布の平均値」です。実際の計算式は異なり、確率を求める計算式によって算出します（結果は変わりません）。

　ここで観測値と期待値を比べてみましょう。

観測値

	育児は疲れる		計
	はい	いいえ	
父親	15	35	50
母親	23	27	50
計	38	62	100

期待値

	育児は疲れる		計
	はい	いいえ	
父親	19	31	50
母親	19	31	50
計	38	62	100

＊観測値と期待値には「ズレ」がある。この「ズレ」をχ2値で表す。
＊この場合、χ2値＝2.72　P値0.09

　観測値と期待値では、数値のズレがありますね。このズレを計算式に入れて、数値で表したものが「χ2値」です。そしてχ2値の大きさで、関連の有無を検定するのが「χ2検定」です。

　χ2値が大きくなるほど、関連があると考えられます。関連がある場合とは、この例でいうと、「育児は疲れる」ことと、「父親と母親の違い」には関連があることをいいます。

　この例ではχ2値＝2.72で小さく、関連があるとはいえません。

● 独立性

χ2検定は、「関連を見る」ための検定でした。「関連」とは、「育児は疲れる」への回答に「父親・母親」の違いが影響を及ぼすか、ということです。

> 「独立である」＝「関連がない」　　「独立でない」＝「関連がある」

なのですが、この「ある」＝「ない」の記述が、私たちの頭を混乱させます。そこで、補足します。

独立であるというのは、「育児は疲れる」への回答が、父親と母親の違いに関連なく、期待値どおりに起こっている場合です。つまり、下の囲みのようになります。

● 独立であるとは

※父親・母親で分けないとき

育児は疲れる	
はい	いいえ
40.0%	60.0%

注）計算しやすいよう前述の数値、父親 38.0% を 40.0% に、母親 62.0% を 60.0% に変更。

[父親 50 人、母親 50 人の場合]

独立である場合

期待値

	育児は疲れる		計
	はい	いいえ	
父親	20	30	50
母親	20	30	50
計	40	60	100

＝

観測値

	育児は疲れる		計
	はい	いいえ	
父親	20	30	50
母親	20	30	50
計	40	60	100

＊「独立であるとき」は観測値は期待値と "一致" する。

このように、観測値が期待値と一致する場合を「独立である」といいます。

MEMO
＊この仮説を帰無仮説といいます。詳細は p.88 を参照してください。

χ2検定では、「2つの変数は独立である（関連がない）」という仮説＊を棄却することで、対立仮説となる「2つの変数は独立でない（関連がある）」を採択します。

χ2 検定の注意事項

　詳細な解説はしませんが、注意事項のみ書いておきます。実際に χ 2 検定を行うときには、統計の本で理解してください。

● 度数分布表の１つのセルの期待度数が５以上の場合は行ってもよい

　たとえば、「はい」2％「いいえ」98％だとすると、対象者 100 人が男女 50 人ずつの場合、期待度数は「はい」が男女それぞれ１人になります。ということは、セルが１になるので、この検定は使えません。

　この場合にはフィッシャーの直接確率検定という方法を用います。詳細は統計の書籍などを参照してください。

● ３群以上の検定も可能

　χ2 検定は、男女などの２群だけでなく、３群以上でも用いることができます。ただし、多くの群で行う場合は以下のデメリットがあります。

①期待度数が５未満のセルが増えることがある➡細かく分類すると、それだけ１つのセルの度数は少なくなりがちです。

②多くの群の関連がない、といっても、何も主張できない➡２群だと解釈がしやすいですが、たくさんの群だと比較が難しくなります。

● 対応がない場合の検定方法である

　χ2 検定は、対応がない場合に用います。対応がある場合は、マクニマー検定（McNemar test）を選びましょう。

● クロス表は大切—クロス集計表をつくる

　記述統計では、１変数ごとの特徴が把握できました。たとえば、「回答者の年齢は〇〜〇歳で、平均〇.〇歳」ということや、問１の答えは「1.　はい」は〇人〇％、「2.　いいえ」は〇人〇％などです。

　しかし、「1.　はい」「2.　いいえ」の答えが、男性か女性かで違うのか、などのように２つの変数の関係は、わかりません。そこで、このような場合にクロス表を作成します（χ2 検定と同じ例を使います）。

> **例**　乳児をもつ父親と母親では、「育児は疲れる」と感じている割合に差があるかを父親 50 人、母親 50 人（合計 100 人）に調査すると、回答は次のようになりました。
>
> 「育児は疲れる」 ⇒　父親　「はい」15 人、「いいえ」35 人
>
> 　　　　　　　　　　　母親　「はい」23 人、「いいえ」27 人

クロス表にまとめると、次のようになります。

		育児は疲れる		計
		はい	いいえ	
性別	父親	15	35	50
	母親	23	27	50
	計	38	62	100

クロス表には、さらに行パーセント*などを加えましょう。このクロス表では、父親50人、母親50人で対象数が同じなので、行パーセントがなくても、母親のほうが「育児は疲れる」と答えた人数が多いとわかります。しかし、対象数が異なる場合や、変数が3つ以上など複雑な場合は、行パーセントなどを丁寧に記載することで、よりわかりやすくなります。

MEMO
*行パーセント
クロス表を作成する際には、原因（説明変数、この例では性別）にあたる変数が「行」に、結果（目的変数、この例では「育児は疲れる」）にあたる変数が「列」に並ぶようにする。
行ごとのパーセントを「行パーセント」、列ごとのパーセントを「列パーセント」という。この例のように、結果が原因によってどう違うのかを知りたい場合は、行パーセントを出しておく。
行パーセント、列パーセントのどちらも、知りたい目的に合わせて記載する。

		育児は疲れる		計
		はい（%）	いいえ（%）	
性別	父親	15（30.0）	35（70.0）	50
	母親	23（46.0）	27（54.0）	50
	計	38（38.0）	62（62.0）	100

SKILL UP

クロス表を作成するときの注意点

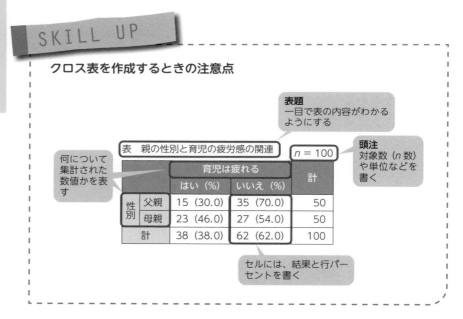

このクロス表を見て、母親のほうが「育児は疲れる」と答えた人数が多いけれどその差は有意な差かどうか確認してみたいと思ったら、χ^2検定を行います。

② 連続変数（間隔尺度・比尺度）の関連を見る─相関分析

この検定を選ぶ条件
- 比較したい群の数 ➡ 2群（3群以上も可能）
- 調べたい変数の種類 ➡ 名義尺度
- 対応の有無 ➡ 対応がない

　相関分析とは相関係数を求めるものです。また、相関分析は、変数の間に「関係があるか」を調べるために行います。

　相関分析では、他の統計手法と分析方法の選び方が異なります。

- 相関係数は2つの連続尺度同士の関連を調べるためのものです。
- 2つの変数がともに正規分布*するかどうかで、分析方法の選び方が変わります。

MEMO
＊本書では、正規分布はすでに理解されていると考え、説明していません。正規分布は非常に重要ですので、必ず自分で学習しておいてください。

　よく使われる分析方法に、ピアソンの積率相関係数、順位相関係数を求める方法があります。

ピアソンの積率相関係数を選ぶ条件
- 2つの変数がともに正規分布する

順位相関係数を選ぶ条件
- 変数が正規分布しない
- データが順位で与えられている場合など

　この分析によってわかることは「関連」なので、2変数の間の関係が強いか弱いかを相関係数から検討します。

● 相関係数の読み方

　相関係数の値は、どの方法を選択するかで異なりますが、よく用いられているピアソンの相関係数（Pearson correlation coefficient）でいうと「−1〜＋1」の範囲です。

　また、相関係数の値がどうであれば関係が強い（あるいは弱い）、と明確に定まったものはありません。しかし、一般的には次のように考えられています。

ピアソンの相関係数

・範囲　−1〜＋1

　　1.0〜0.7　強い相関がある

　　0.7〜0.4　中等度の相関がある

　　0.4〜0.2　弱い相関がある

　　0.2〜0.0　無相関

● 相関係数 0 だと相関なし

　図3を見てください。これを散布図といいます。相関分析でわかるのは、直線的な関係だけです。ですから、図3①は正の相関、図3②は負の相関があると評価できます。外れ値の影響で相関が認められないこともあります。また、図3③、④のように、1つの直線のみでは、相関がわからない場合も相関係数が0に近くなります。したがって、本当に2変数間の関連を見るためには、散布図で確認することが必要です。

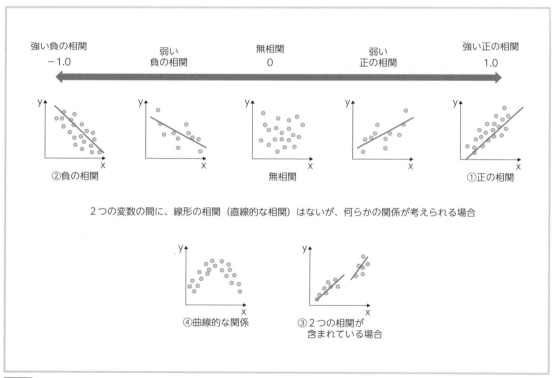

図3 散布図

4 尺度に関する研究を理解したい・尺度を開発する研究を行いたい人へ

　ここからは、尺度を開発する大まかな手順と、尺度を開発する際に最も重要な尺度の信頼性・妥当性を検証する方法に関して説明します。また、尺度開発の際によく用いられる統計手法についても触れます。

1　尺度開発の手順

　尺度開発の手順は、簡単に説明すると次のようになります。

> **尺度開発の手順**
> ①あなたが開発する尺度（ものさし）が測定する「対象」を定義します
> 　＊この定義は「構成概念」と呼ばれます
> ②構成概念を測定するための「項目」を集めて、整理します
> ③尺度（ものさし）として、測ることができるかを確認します（信頼性の検証）
> ④尺度（ものさし）は、構成概念を本当に測っているのかを確認します（妥当性の検証）

❶ 開発する尺度が測定する構成概念を定義する

　研究法の書籍には、「構成概念の検討」「概念を定義する」のように書かれています。

　簡単にいうと、あなたが尺度を開発しようとするとき、周りの人に「何を測るものさしであるのか」を言葉で説明できるということです。人に何を測る尺度を開発するのか聞かれて、わからないではいけません。何を測るものさしなのか、みんなにわかる説明ができるようにします。

　そのためには、入念に文献検討を行います。尺度は存在していなくても、あなたの「対象」とする事柄に関して、さまざまな先行研究がなされていると思います。それらをもとにしながら、構成概念を定義します。

② 構成概念を測定するための「項目」を作成する

　構成概念を定義したら、それを測るための「項目」（ものさしの"目盛"にあたる）を作成します。項目は、構成概念を成り立たせている内容（要素）です。たとえば、介護負担感を測る尺度としてよく知られている Zarit 介護負担尺度（Zarit Caregiver Burden Interview：ZBI）では、「介護負担感」という概念を、身体的負担、心理的負担、経済的困難などの要素からなるものと整理し、各要素から項目がつくられています。

　尺度の項目を作成するには、まず構成概念に関する先行研究の内容を整理したり、構成概念にかかわる実践を行っている人へインタビューし、それを質的に分析したりするなどして要素を抽出します。そして、それらを分類・整理し作成します。

③ 尺度（ものさし）として、測ることができるかを確認する（信頼性の検証）

　試作版の尺度を用いて調査を実施し、その調査結果を用いて、CHAPTER1 で説明している安定性、内的一貫性、均等性などを確認し、信頼性を検証します。

④ 尺度（ものさし）は、測りたいものを本当に測っているのかを確認する（妥当性の検証）

　試作版尺度の調査結果を用いるだけでなく、試作版を作成する過程においても、内容妥当性、表面妥当性、基準関連妥当性、構成概念妥当性（詳細はCHAPTER1 参照）について検証します。

　尺度の項目が構成概念を測定できるかという構成概念妥当性の検証は、②の項目を作成した後に行います。構成概念妥当性の検証方法の１つに、因子分析があります。尺度開発において、因子分析はよく用いられる統計手法です。

２　試作版尺度の調査結果を分析する

　③、④の信頼性・妥当性の検証には、さまざまな方法があります（CHAPTER1 参照）。ここでは、試作版尺度の調査を行った後によく行われる分析の手順を説明します。

1 項目分析

● 項目分析とは

　項目分析とは、あなたが開発した試作版尺度を実際に使ってみて、尺度の各項目の良し悪し（測定可能か）を確認する方法です。項目分析では、尺度の各項目の基本統計量（平均値や標準偏差［SD］）を算出し、ヒストグラムを描いて得点分布を確認します。極端に回答が偏っている項目については、検討・見直しを行います。

　また、尺度全体の総得点と各項目の得点との相関（I-T 相関分析）も見ましょう。相関が低い項目は、構成概念と関連していないことが考えられるため、再検討します。項目分析には、ほかに G-P（Good-Poor）分析などが用いられます。

　項目分析で確認するのは、以下の２点です。

> ①各項目が同じ構成概念（あなたが測定しようとするもの）を測定しているか
> ②十分に弁別しているか（大小・長短などの大きさが尺度の得点によって測定されているか）

● 弁別できる項目であることを確認するには

　尺度で最も重要なことは、測定しようとしていることを、項目で分類して評価することができるか（弁別力があるか）です。

　図４のように、回答が正規分布を描いていると、項目によって高得点者と低得点者がきちんと分かれるので、十分に弁別できる項目であると確認できます。

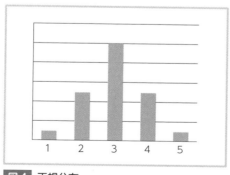

図4　正規分布
尺度項目の回答がこのように正規分布を描くと、
測定可能な項目と考えられる。

CHAPTER 3 尺度を使って研究をまとめる

4　尺度に関する研究を理解したい・尺度を開発する研究を行いたい人へ　111

そのため、ここでは天井効果・床（フロア）効果を見る必要があります。以下のことを行います。

①尺度の各項目について、平均値や標準偏差（SD）など基本統計量を算出し、ヒストグラムを描く。

②基本統計量やヒストグラムを確認し、各項目に天井効果・床（フロア）効果が見られないかをチェックする。

天井効果・床（フロア）効果は、**図5**のように、尺度項目の回答が最も高い（低い）得点に偏ることをいいます。このように、回答が同じ得点に偏るということは、得点を測っても「大小」「長短」の区別がつかないので、ものさしとはいえませんね。たとえば、全員100点をとってしまう模試をつくると、判定ができないのと同じです。

ここで、天井効果・床（フロア）効果が見られた項目は、次の因子分析から除外することを検討します。しかし、気をつけないといけないのは、どのような得点分布の項目を除外すべきか、明確な基準があるわけではないことです。天井効果・床（フロア）効果が見られたからといって、すぐに分析から除外するのは望ましくありません。なぜなら、試作版尺度にする際、あなたは立てた項目が、必要だという確信をもっていたはずです。そこで、その項目は本当に外しても大丈夫かを自分で納得（理由づけができる）してから、削除します。

また、このようなことが極力生じないように、必ず本調査を行う前に予備調査を行うことが必要です。

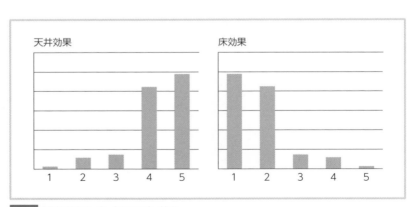

図5 天井効果と床（フロア）効果
高得点の回答に偏る：天井効果
低得点の回答に偏る：床（フロア）効果

② 因子分析 （探索的因子分析）

● 探索的因子分析でわかること

　項目分析によって、修正された項目に対して、探索的因子分析を行います。探索的因子分析によって、試作版尺度（項目分析により修正済み）がどのような因子構造になっているかを把握し、導き出された因子構造が尺度の構成概念を論理的に説明できるか検討します。

● 探索的因子分析とは

　探索的因子分析とは、潜在的な説明変数を仮定する分析方法で、複数の変数間の関連性を検討することで、複数の変数を圧縮・整理するものです。

　もう少し、わかりやすく説明しましょう。

　探索的因子分析は、重さや大きさがいろいろな材料をザルに入れて、グルグル回す分析です。いろいろな野菜がみじん切り、輪切り、乱切りにされて、入れられているザルを想像してください。

　これを玉ねぎは玉ねぎ、キュウリはキュウリ、ニンジンはニンジンのように、ちゃんと分類できるようにザルを回します。うまくグルグル回すと、ミジン切りでも、輪切りでも、乱切りでも、もっと違う形でも玉ねぎは玉ねぎ、キュウリはキュウリ……のように分かれて出てきます。ところが回し方が違うと、ニンジンのミジン切りが玉ねぎに入ってしまいます。この回し方は誰も教えてくれません。自分でいろいろ回してちゃんと分類できるように何度もいろいろな回し方で回します。自分でいろいろ回す、という方法が、「斜交回転のプロマックス回転」や「直行回転のバリマックス回転」などです。

　また、ちゃんと分類できたかどうかは、自分で見る必要があります。

　そして、分類したものは、自分で名前をつけなければいけません。統計ソ

COLUMN

♪♪尺度開発の苦労・・♪♪

　この本を書くきっかけは、筆者が尺度開発をする際、どの本もかゆいところに手が届かなかったからです。それは、本の内容が悪いのではなく、どの本もとても素晴らしいのですが、何冊もの本をあちこち読み、その内容をあ〜でもない、こ〜でもないと考え、理解できるようになるまで何度も挫折しそうになりました。初学者向けの看護研究に関する本は、今まで説明してきた統計手法に関して書かれた本も多数ありました。しかし、尺度開発のどの段階で、どの統計手法を選べばよいのかわかりませんでした。また、尺度開発の本も少しですが、ありましたが、開発の手順が数行かつとても難しい表現で書かれている、または検定の手順だけ（マニュアル的）の本しか見つけることができませんでした。そこで、この本を執筆することを決意しました。

　尺度開発に関する研究に取り組む人は、特に CHAPTER 1 をよく読んで、それから CHAPTER 3 をお読みください。そうすれば、尺度開発のイメージがつかめるはずです。

フトはザルをグルグル回してくれますが、「あ、これは（大きさはいろいろでも）玉ねぎ」と教えてはくれないのです。

自分で名前をつけるというのは、因子の命名という作業です。

また、因子数も自分で決める必要があります。

実際に探索的因子分析を行う場合は、この説明をもとに、専門書で因子数、回転、因子の命名のことなどをきちんと勉強してくださいね。

■ 引用・参考文献
1）大木秀一：量的な看護研究のきほん. p.92, 医歯薬出版, 2011.
2）田久浩志：私だってできる看護研究. p.57, 医学書院, 2015.
3）中村好一：論文を正しく読み書くためのやさしい統計学 改訂第3版. 診断と治療社, 2019.
4）今野紀雄監：サクッとわかる ビジネス教養 統計学. 新星出版社, 2021.

COLUMN

尺度を用いれば、看護研究はすばらしいか？

筆者は、研究者デビュー遅咲きです。遅咲きというより、デビュー当時、大学の世界で「え、あのおばちゃん新人??うそ??」的な視線を集めた大スターです（笑）♪♪

デビュー後も長年、学会で「尺度が云々〜〜」のようなポスターを見ただけで、その発表者が自分とは違う世界の人に見えました。

あなたももしかしたら、尺度開発に関する研究や尺度を使った研究を見ただけで、「すごい研究」と感じるかもしれません。でも、尺度を使えばいつもいいってもんじゃない‼ でたらめに尺度を使っている研究なら、やらないほうがマシです。

そうならないために……尺度を用いるときは、

①必ず、その尺度はあなたが測りたいものを測ることを目的としたものかを、開発の過程が記載された論文で確認する

今、看護研究ではたくさんの尺度が開発されています。他の人が研究に使っているのを見て、飛びついてはいけません。使っている人によっては、きちんと尺度のことを確認しないで使っている場合がたくさんあります。尺度はものさしですから、適切なものを選びます。体重計でケーキの砂糖を測らないし、直線定規で三角形の内角は測定しないでしょう？

②使おうとする尺度は信頼性・妥当性が検証された測定可能な尺度かどうかを論文で確認する

自分の目的とする尺度が見つかったときも、再度、その尺度が開発された経緯がわかる論文を読みましょう。その尺度は使ってもよい尺度でしょうか。その尺度は、「有効な尺度であるが、〇〇には今後検討の余地がある」などのような記述はありませんか。

十分な測定ができない尺度を使って、せっかく調査に用いてもよい結果が出てくれない、ということにならないためにも、もう一度よく検討しましょう。

③測定可能な尺度が必ずあるとは限らない

筆者らは皆、過去に尺度開発に関する研究をしていますが、それは調べたいものを測る尺度がなかったからです。看護のように人を対象とする実践の科学では、さまざまな現象が研究の対象となるため、既存の尺度は使えないことのほうが多いかもしれません。そのときは、あなたが自ら尺度を開発していくしかないのです。

CHAPTER

4

尺度を活用した
看護研究の実際

CHAPTER 4 では、尺度を活用した看護研究のやり方について、実際の活用例をもとに説明をしていきます。

I 「一般病棟におけるがん患者の家族ケア実践評価スケール」の活用事例

以下は、「一般病棟におけるがん患者の家族ケア実践評価スケール」を緩和ケア病棟で活用した研究結果です。

A病院の緩和ケア病棟看護師の家族ケア実践の現状

【研究目的】 A病院緩和ケア病棟における家族ケア実践の現状を明らかにし、教育支援について検討する。

【研究方法】 A病院緩和ケア病棟看護師 16 名に対し、長(筆者)らによって開発された「一般病棟におけるがん患者の家族ケア実践評価スケール」の使用許可を得て作成した質問紙調査を行い、4 つの因子別*に分析した。倫理的配慮として協力施設の看護研究倫理審査会の承認を得て、無記名での自由意思参加とし、回答をもって同意を得た。

【結果】 回収率は 100% であった。研究対象者の属性は、16 名全員が女性看護師であり、看護師経験年数は 6 〜 26 年で、平均年数は 16 年であった。がん看護経験年数は 10 〜 20 年未満 7 名、1 〜 10 年未満7 名、1年未満 2 名であった。また、家族看護の研修受講経験は、「あり」が 11 名、「なし」が 5 名であった。

調査の結果、尺度全体の平均値は 4.0 であった。因子別の平均値は[患者の死を受け入れる準備段階にある家族への支援]が 4.3、[家族の抱える問題の把握と負担への配慮]が 4.2、[家族が患者の療養生活を効果的に支援するためのチーム医療の調整と情報提供]が 3.8、[家族機能を考慮した関わり]が 3.5 の順であった。

尺度項目(p.121)のうち、全員が必ず行うと回答した項目は、「患者とのお別れに際し、死後の処置をともに行うかどうか家族の意思を確認している」であった。次いで得点の高かった項目は、「家族の希望に応じ、主治医との面談の場を設けるように調整している」であり、続いて「家族も看護の対象として関わっている」「家族とコミュニケーションを図るようにしている」の順に高かった。

MEMO
*この尺度の因子
• 第 1 因子[家族の抱える問題の把握と負担への配慮]
 ：項目 1 〜 12
• 第 2 因子[家族機能を考慮した関わり]
 ：項目 13 〜 17
• 第 3 因子[患者の死を受け入れる準備段階にある家族への支援]
 ：項目 18 〜 24
• 第 4 因子[家族が患者の療養生活を効果的に支援するためのチーム医療の調整と情報提供]
 ：項目 25 〜 29

一方、最も得点の低かった項目は、「家族が精神的援助を受ける相談先について、情報提供している」であり、「家族内に思春期の子どもがいる場合、子どもの心理面への影響を考慮し、関わっている」「患者と家族の関係性にずれが生じた場合、代弁者となっている」の順に低かった。

【考察】緩和ケア病棟の看護師は、病棟の機能の特性から患者とのお別れの場に関わることが多く、がん患者の家族が正常な悲嘆過程をたどれるように努めている。そのため、第３因子［患者の死を受け入れる準備段階にある家族への支援］の得点が高く、特にエンゼルメイクをグリーフケアの一環として大切に実践しているからだと考える。一方、第２因子［家族機能を考慮した関わり］の得点は低く、家族アセスメント、特に家族機能をうまく活用できていないのではないかと考える。

　A病院緩和ケア病棟における家族ケアは、患者の死を受け入れる準備段階にある家族への支援が中心の実践であった。しかし、家族機能を考慮した関わりについての意識は低く強化が必要であった。今後、多職種カンファレンスを活用したチーム医療の推進と強化を支援していくことで、いろいろな側面からのアセスメントの視点を得ることが可能となると考える。さらに研修や勉強会、OJTで家族アセスメントの基礎知識の充足・確認やアセスメントの実践方法を明確化しながら、家族構造や家族機能を活用できる教育的支援が必要である。そして実践的な支援方法を検討し、個人の経験値を積み重ねていくことが大切である。

引用　綜合病院山口赤十字病院　金子美幸　Ａ病院緩和ケア病棟看護師の家族ケア実践の現状　2015　第29回日本がん看護学会学術集会にて発表された内容に一部加筆修正を行ったものを研究者の承諾を得て掲載

　それでは、この活用事例をもとに、尺度を活用した看護研究のやり方について説明をしていきます。

　あなたは、Ａ病院緩和ケア病棟における家族ケア実践の現状を明らかにし、教育支援について検討することを目的とした看護研究を行うこととしました。
　看護師を対象に質問紙調査を行いたいと考えていますが、どのように質問項目をつくればよいのか悩んでいます。

● 看護研究の精度向上と時間短縮のコツ
①既存の尺度を用いた研究は、独自に質問項目を作成する手間が省け、時間短縮につながります。

②信頼性・妥当性のある既存の尺度を活用すれば、得られたデータは看護の
　エビデンスとして蓄積していきます。
③既存の尺度を用いた場合、研究結果の予測や先行研究との比較が可能とな
　ります。

　信頼性・妥当性が確保された既存の尺度を用いることは、あなたの研究の
レベルもスピードもアップしてくれます。

　あなたは、A病院緩和ケア病棟における家族ケア実践の現状を明らか
にできるような尺度がないか探してみることにしました。

手順1　尺度を探す

　CHAPTER 1で述べたように、尺度を探すのに一番容易な方法は文献の
検索エンジンを活用する方法です。

> あなたは、医学中央雑誌刊行会の医中誌 Web で「がん患者」「家族
> ケア」「尺度」などのキーワードをもとに、以下の2つの先行研究を見
> つけました。
> ① Cho S, Kawamoto R：Development of an evaluation scale
> 　for the care of cancer patients' families in general wards,
> 　Japanese journal of applied psychology, 38(3), p.193-203,
> 　2013.
> ②長 聡子，川本利恵子，阿南あゆみ，永松有紀：「一般病棟におけるが
> 　ん患者の家族ケア実践評価スケール」の活用有効性の検証，インター
> 　ナショナル nursing care research. 14(4)，p.11-18，2015.

手順2　尺度の特徴を理解する

　尺度を活用する前に「活用する尺度の特徴を理解しておく」ことが重要で
あることは述べました。そのためには活用したい尺度が開発された論文、い
わゆるあなたが活用したい尺度の「取り扱い説明書」を探し、熟読する必要

があります。さらに、活用した尺度の精度（信頼性・妥当性）がどの程度確保されているかをしっかりと把握しておきましょう。

　この尺度は長聡子、川本利恵子によって2013年に開発されました。がん患者の家族の精神的問題が指摘されているものの、多くのがん患者が入院する一般病棟における家族ケアの実践には課題が山積しています。また、そのような背景を踏まえた一般病棟に入院するがん患者の家族ケア実践評価として、家族ケアの浸透や質向上のための自己評価ツールとなっています。

　この尺度は、「家族の抱える問題の把握と負担への配慮」「家族機能を考慮した関わり」「患者の死を受け入れる準備段階にある家族への支援」「家族が患者の療養生活を効果的に支援するためのチーム医療の調整と情報提供」の4因子29項目から構成されています。

　この尺度の対象者はがん患者の入院している一般病棟に勤務する看護師を想定していますが、一般病棟だけでなく緩和ケア病棟などでも活用されつつあります。

　尺度の精度検証では、全国病院名簿から無作為抽出した病院に勤務する看護師741名を対象に行いました。尺度の信頼性は、少し難しい表現で示すとクロンバック α 係数が尺度全体で0.956、各因子で0.881～0.921であり、折半法による相関係数は0.944（$p<0.01$）であったことから、内的一貫性による信頼性は確保されているといえます。さらに、その後、尺度の安定性検証のために、追調査と再テストを実施しました。追調査と再テスト間の尺度得点の平均値についてピアソンの相関係数を算出しました。その結果、尺度全体で $r=0.813$（$p<0.01$）であり、きわめて強い正の相関が得られましたので、安定性による信頼性も確認されました。

　尺度の妥当性としては、表面妥当性、内容妥当性、適切性、構成概念妥当性、基準関連妥当性が検証されていますので、多角的に妥当性が検証されているといえます。

手順3　尺度開発者への使用許諾をとろう

　この尺度の開発者である筆者（長）への尺度使用依頼のアポイントメントは電話・手紙・メールなどさまざまです。どのような方法でも構いません。

手順4 質問紙をつくってみよう

　フェイスシートは、あなたがどのような対象に調査を行うかを考えたうえで質問項目を作成しましょう。

> 　研究対象者の属性は、16 名全員が女性看護師であり、看護師経験年数は 6 ～ 26 年で平均年数は 16 年であった。がん看護経験年数は 10 ～ 20 年未満 7 名、1 ～ 10 年未満 7 名、1 年未満 2 名であった。また、家族看護の研修受講経験は、「あり」が 11 名、「なし」が 5 名であった。

　今回の活用事例の場合には、フェイスシートで対象者の性別、看護師経験年数、がん看護経験年数、家族看護の研修受講経験を質問したようですね。

　尺度の配置は、p.121 のものをそのまま活用すれば問題ないでしょう。

　そして忘れてはいけないことがもう 1 つありましたね。質問紙の最後に、「ご回答ありがとうございました。最後にもう一度見直しをしていただき、記入漏れがないかどうか確認のうえ、ご投函ください」のコメントを付記しておくことです。回答の欠損や二重回答などの無効回答をできるだけ防ぐためのコツでしたね。

手順5 質問紙調査を行う

　本調査の前に予備調査を行っておくことで、回答の欠損や二重回答が生じる可能性がないか、データ入力や分析のやりやすさなどを確認しておくことが重要です。

　この活用例の場合は緩和ケア病棟の看護師を対象とした研究であるため、予備調査では一般病棟に勤務する看護師を対象に行っておくとよいでしょう。

　また、本調査では配布先の間違いなどが生じないように、研究説明や配布の方法なども調整しておくことが重要ですね。

手順6 データ入力を行う

　データ入力は次のようになります。フェイスシート部分の入力欄、尺度項目の入力欄を次のように設定し、入力していきます。

一般病棟におけるがん患者の家族ケア実践評価スケール

あなたは、がん患者の家族ケアの実践をどの程度行っていますか？
各項目について、もっともよく当てはまる番号に○をつけてください。

		必ず行っている	ほぼ行っている	時々行っている	あまり行っていない	全く行っていない

1	家族の気持ちを真摯に傾聴している	5	4	3	2	1
2	家族のもつ疑問を解決するように関わっている	5	4	3	2	1
3	治療方針に関する家族の思いを傾聴している	5	4	3	2	1
4	家族に質問の機会を設けるように関わっている	5	4	3	2	1
5	家族も看護の対象として関わっている	5	4	3	2	1
6	家族とコミュニケーションを図るようにしている	5	4	3	2	1
7	安全で安楽なケアの提供に努めていることを家族に説明している	5	4	3	2	1
8	多床室において、プライバシーへの配慮をしている	5	4	3	2	1
9	患者の状態にかかわらず、誰にでも平等に接している	5	4	3	2	1
10	家族自身が実施しているケアについて支援をしている	5	4	3	2	1
11	家族の希望に応じ、主治医との面談の場を設けるように調整している	5	4	3	2	1
12	患者と家族のコミュニケーションが円滑にいくように配慮している	5	4	3	2	1
13	家族内に思春期の子どもがいる場合、子どもの心理面への影響を考慮し、関わっている	5	4	3	2	1
14	家族が精神的援助を受ける相談先について、情報提供している	5	4	3	2	1
15	がん患者がいることで生じた家族内役割の変化について把握している	5	4	3	2	1
16	患者と家族の関係性にずれが生じた場合、代弁者となっている	5	4	3	2	1
17	家族の意思決定に至ったプロセスを把握するように努めている	5	4	3	2	1
18	患者の死に遭遇した家族へ精神的援助をしている	5	4	3	2	1
19	看病疲れのある家族へ介入している	5	4	3	2	1
20	臨終時に備えて、心の準備や衣服の準備など、家族に対して死の準備教育を行っている	5	4	3	2	1
21	患者の死に対する家族の予期悲嘆に配慮している	5	4	3	2	1
22	患者とのお別れに際し、死後の処置をともに行うかどうか家族の意思を確認している	5	4	3	2	1
23	臨死期の蘇生処置の有無に対する家族の意向を把握するように努めている	5	4	3	2	1
24	患者の疼痛コントロール状況について、家族に情報提供している	5	4	3	2	1
25	家族のもつ心配ごとに対して、医療ソーシャルワーカーを紹介している	5	4	3	2	1
26	転院について、多職種と連携できるように調整している	5	4	3	2	1
27	経済的問題について、医療制度などを家族に情報提供している	5	4	3	2	1
28	在宅療養に向かう患者に必要なケアについて、家族に技術指導をしている	5	4	3	2	1
29	患者や家族、医師、看護師などのチーム間で、治療方針についての認識にずれが生じないよう、調整役となっている	5	4	3	2	1

この活用事例の場合、下表でq1と示したものが尺度項目番号1「家族の気持ちを真摯に傾聴している」を意味しています。

No	性別	看護師経験年数	がん看護経験年数	家族看護の研修	q1	q2	q3	…	q28	q29
1										
2										
3										
4										
5										
6										
7										
8										
9										
10										
11										
12										
13										
14										
15										
16										

＊項目名（変数名）のつけ方はp.69を参照してください。

手順7 分析を行う

　この活用事例では、各因子の実践評価がどのような状況であるか、どの項目のケアがより実践されているかを明らかにすることを目的としていました。

　尺度を用いた調査結果の分析では、基本的には記述統計で以下のものを算出するとよいと思います。

①スケール全体の平均値（±標準偏差＊）

②因子別の平均値（±標準偏差）

- 第1因子［家族の抱える問題の把握と負担への配慮］：項目1〜12
- 第2因子［家族機能を考慮した関わり］：項目13〜17
- 第3因子［患者の死を受け入れる準備段階にある家族への支援］：項目18〜24
- 第4因子［家族が患者の療養生活を効果的に支援するためのチーム医療の調整と情報提供］：項目25〜29

　なお、看護師経験年数などの属性間での相違や関連について分析することもできます。p.124の活用事例「警察官通報対応における保健師のケア実践行動指標」でその例を示していますので参照してください。

MEMO
＊標準偏差
回答のばらつき具合（つまりどの範囲からどの範囲までの回答が得られたか）がわかる。

手順8 **研究結果をまとめる**

今回の活用事例では、以下のようにまとめています。

> 研究対象者の属性は、16名全員が女性看護師であり、看護師経験年数は6〜26年で平均年数は16年であった。がん看護経験年数は10〜20年未満7名、1〜10年未満7名、1年未満2名であった。また、家族看護の研修受講経験は、「あり」が11名、「なし」が5名であった。
>
> 調査の結果、尺度全体の平均値は4.0であった。因子別の平均値は[患者の死を受け入れる準備段階にある家族への支援]が4.3、[家族の抱える問題の把握と負担への配慮]が4.2、[家族が患者の療養生活を効果的に支援するためのチーム医療の調整と情報提供]が3.8、[家族機能を考慮した関わり]が3.5の順であった。
>
> 尺度項目のうち、全員が必ず行うと回答した項目は、「患者とのお別れに際し、死後の処置をともに行うかどうか家族の意思を確認している」であった。次いで得点の高かった項目は、「家族の希望に応じ、主治医との面談の場を設けるように調整している」であり、「家族も看護の対象として関わっている」「家族とコミュニケーションを図るようにしている」の順に高かった。
>
> 一方、最も得点の低かった項目は、「家族が精神的援助を受ける相談先について、情報提供している」であり、「家族内に思春期の子どもがいる場合、子どもの心理面への影響を考慮し、関わっている」「患者と家族の関係性にずれが生じた場合、代弁者となっている」の順に低かった。

今回の活用事例では因子別の平均値、各項目の平均値を算出し、単純比較しています。いかがでしたか？ 信頼性・妥当性の確保された尺度を活用した看護研究では、簡単に精度向上と時間短縮が図れることが理解できたと思います。

また、この活用事例は「一般病棟におけるがん患者の家族ケア実践評価スケール」を用いて、ある病院の緩和ケア病棟における家族ケアの実践評価を試みた結果ですが、上手に行われているケアや、強化が必要なケアが明らかとなり、今後の看護師教育への示唆を見いだしています。さらに、本尺度の活用が一般病棟だけではなく、緩和ケア病棟でも活用できる可能性があることを見いだす研究結果であると考えます。

CHAPTER

4

尺度を活用した看護研究の実際

このように、実際の研究に開発した尺度が活用され、開発者の想定を超えて応用された成果があげられていることは開発者にとっても励みとなります。

2 「警察官通報対応における保健師のケア実践行動指標」の活用事例

　筆者は、もともとは保健師をしていました。保健師の業務のなかで、多くの保健師が「負担が大きい」と感じている仕事に、警察官通報への対応があります。警察官通報への対応という仕事は、精神障害者が自傷他害行為を起こしたために、警察に保護された際、保健師に通報が入り、対応するという業務です。

　暴れている精神障害者に対し、本人や家族にも面接をして、病院に行くことや今後も相談に乗ることを説明したり、自宅に戻す場合には再度、危険な行為が起こらないように対策を講じたりします。

　この業務は、保健師のケアの質によって、その後の支援が変わってきます。そのため、保健師のケアの質を測ることを目的にした指標を用いて、「警察官通報対応における保健師のケア実践に差があるとしたら、どのような要因によるのだろう」ということを調査しました。

【調査の目的】

　警察官通報対応において保健師が実践すべきケア行動を評価する指標を用い、指標得点と保健師の基本属性との関連から、通報対応時のケアに影響を及ぼす要因を検討した。

【調査の概要】

1) 調査対象：全国の保健所において、警察官通報対応を担当している保健師
2) 調査方法：郵送法による自記式質問紙調査
3) 調査項目
　・対象者の属性：自治体保健師経験年数、精神保健業務経験年数、警察官通報対応経験年数等
　・警察官通報の対応におけるケア行動：「警察官通報対応における保健師のケア実践行動指標*」を用いた。指標各項目の実施頻度を5段階「実施していない（1点）」～「いつも実施している（5点）」で選択。

MEMO
＊この指標は開発時「24条通報における保健師のケア実践行動指標」としていましたが、法改正により警察官通報が23条となったため指標の名称を変更しています。

警察官通報対応における保健師のケア実践行動指標

評価尺度（右端、縦書き）：

- いつも実施している
- よく実施している
- 時々実施している
- ほとんど実施していない
- 実施していない

No.	項目					

Factor 1　危機状況の評価と対象者が落ち着きを取り戻すためのケア

No.	項目					
1	対象者は日本語や言葉でのコミュニケーションができることを確認する	1	2	3	4	5
2	対象者の身体的疾患の有無を確認し、優先的な対応を取る	1	2	3	4	5
3	対象者のパーソナリティに合わせた話し方をする	1	2	3	4	5
4	対象者の言動や外見から、病状を予測する	1	2	3	4	5
5	対象者の病歴、入院歴、措置入院経験の有無から、今後の展開の見通しを立てる。	1	2	3	4	5
6	警察に保護される状況に至ったことが、対象者にとって大変なことであったと思っていることを対象者に伝える	1	2	3	4	5
7	対象者に保健師の所属と面接に来た経緯を説明する	1	2	3	4	5
8	対象者の状態（感情・行動）に変化がないか、注意深く観察を続ける	1	2	3	4	5
9	対象者に、措置診察の要・不要の判断に必要な事柄を質問する	1	2	3	4	5

Factor 2　不安を軽減し、安全に措置診察へ向かうためのケア

No.	項目					
10	対象者が暴れても怪我をしないように、移動時の環境を整える	1	2	3	4	5
11	対象者にとって最適な移送の告知の方法（タイミング・伝え方）を選択できる	1	2	3	4	5
12	警察に対象者の安全な移送に必要な警察官の同行をお願いする	1	2	3	4	5
13	対象者に保健師が病院に同行するので、心配ないことを伝える	1	2	3	4	5
14	対象者のそばに付き添い、安心させる	1	2	3	4	5
15	措置入院以外の治療がすぐにできるように準備をする	1	2	3	4	5
16	本人と家族の状況を診察医に説明する	1	2	3	4	5

Factor 3　保護を機会ととらえ、今後の介入の足がかりをつくるケア

No.	項目					
17	保護をきっかけに、今後も保健師が家族に関わることができる関係をつくる	1	2	3	4	5
18	通院中の対象者が医療を継続できるように主治医に依頼する	1	2	3	4	5
19	退院後（措置不要後）、対象者にとって社会的に必要な支援の見当をつける	1	2	3	4	5
20	家族が対象者の今後の治療と対応について考えられるよう、本人への支援の方法について保健師が相談に乗れることを説明する	1	2	3	4	5
21	家族が、保護を対象者の病気や心理社会的状況を理解できる機会とする	1	2	3	4	5

Factor 4　対象者が家族の一員であり続けるためのケア

No.	項目					
22	家族に対象者にとっての措置診察や医療の意味を説明する	1	2	3	4	5
23	家族に対象者の現在の状況と保護に至った経緯を説明し、落ち着かせる	1	2	3	4	5
24	必要時、家族に、対象者が保護されているのは病状の悪化に伴うものであることを説明する	1	2	3	4	5
25	家族に今から保護終了までの流れについて、説明する	1	2	3	4	5
26	家族に本人の保護終了まで、同行してもらうよう依頼する	1	2	3	4	5
27	家族に対象者の近況、病気の経過、生育歴を聞く	1	2	3	4	5
28	今までの経過を含めて、家族の大変さに共感する	1	2	3	4	5

Factor 5　措置診察の要否に必要な情報を見極めた客観的データの収集

No.	項目					
29	警察官に対象者が保護に至った事象の事実関係を確認する	1	2	3	4	5
30	警察官から措置診察の判断に必要な対象者の基礎情報を聴取する	1	2	3	4	5
31	警察官の情報から対象者の状態が措置診察の要件に該当しているかどうか確認する	1	2	3	4	5

CHAPTER 4　尺度を活用した看護研究の実際

● 結果

結果の出し方の例を以下に示します。

> ①回答者全員の指標総得点、各因子の得点を算出します。

1）回答者の指標得点

n=432

項目（得点範囲：点数）		mean	±	SD
警察官通報対応における保健師のケア実践行動指標総得点（0〜124点）		107.5	±	17
Factor 1	危機状況の評価と対象者が落ち着きを取り戻すためのケア（0〜36）	32.4	±	4.8
Factor 2	不安を軽減し、安全に措置診察へ向かうためのケア（0〜28）	22.7	±	5.6
Factor 3	保護を機会ととらえ、今後の介入の足がかりをつくるケア（0〜20）	16.3	±	3.8
Factor 4	対象者が家族の一員であり続けるためのケア（0〜28）	24.9	±	4.1
Factor 5	措置診察の要否に必要な情報を見極めた客観的データの収集（0〜12）	11.2	±	1.9

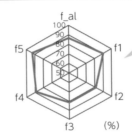

> ②このように、回答者全員の各因子の得点率をレーダーチャートにし、ケアのうち、できている部分とそうでない部分がわかるようにしました。

> ①回答者を研修受講の有無で2群に分け、各群の指標総得点、各因子の得点を比較しました。

2）精神保健相談員研修受講の有無と指標得点の関連

n=427

指標得点	（得点範囲：点数）	研修受講あり n=183			研修受講なし n=244			p
		mean	±	SD	mean	±	SD	
総得点		111.5	±	12.7	104.4	±	19	***
Factor 1	危機状況の評価と対象者が落ち着きを取り戻すためのケア（0〜36）	33.5	±	3.5	31.6	±	5.5	***
Factor 2	不安を軽減し、安全に措置診察へ向かうためのケア（0〜28）	23.7	±	4.8	22	±	6	**
Factor 3	保護を機会ととらえ、今後の介入の足がかりをつくるケア（0〜20）	17	±	3.4	15.7	±	4	***
Factor 4	対象者が家族の一員であり続けるためのケア（0〜28）	25.8	±	3.1	24.1	±	4.6	***
Factor 5	措置診察の要否に必要な情報を見極めた客観的データの収集（0〜12）	11.5	±	1.5	11	±	2.2	**

注1）対応のない t 検定
注2）**$p < 0.01$　***$p < 0.001$

> ②このように、研修を受けた人と受けない人では指標得点は有意に異なることを示しました。

> 研修受講者は、研修を受講していない者に比べ、指標総得点・下位因子得点ともに有意に高かった。

3）精神保健関連資格の有無（4群）による指標得点の比較

n=432

指標得点　（得点範囲：点数）	資格の有無による4群間比較												p	Tukeyの多重比較
	I　福祉士・相談員			II　精神保健福祉士のみ			III　精神保健福祉相談員のみ			IV　資格なし				
	n=71			n=74			n=116			n=171				
	mean	±	SD	mean	±	SD	mean	±	SD	mean	±	SD		
総得点	112.5	±	13.1	109.8	±	15.2	108.5	±	15.1	103.7	±	19.4	***	I－IV** II－IV*
Factor 1　危機状況の評価と対象者が落ち着きを取り戻すためのケア（0～36）	33.8	±	3.8	33.4	±	4.3	32.8	±	4	31.2	±	5.6	***	I－IV** II－IV** III－IV*
Factor 2　不安を軽減し、安全に措置診察へ向かうためのケア（0～28）	23.9	±	4.5	23.2	±	5.8	23	±	5.2	21.9	±	5.9	n.s.	
Factor 3　保護を機会ととらえ、今後の介入の足がかりをつくるケア（0～20）	17.2	±	3.2	16.8	±	3.5	16.3	±	3.9	15.6	±	4	**	I－IV*
Factor 4　対象者が家族の一員であり続けるためのケア（0～28）	26	±	3.2	25.4	±	3.3	25.1	±	3.9	24.1	±	4.8	**	I－IV*
Factor 5　措置診察の要否に必要な情報を見極めた客観的データの収集（0～12）	11.6	±	1.2	11.0	±	1.9	11.3	±	1.7	10.9	±	2.3	n.s.	

注1）一元配置分散分析
注2）*$p < 0.05$　**$p < 0.01$　***$p < 0.001$

- 指標総得点・下位因子得点ともに、精神保健福祉士・精神保健福祉相談員の両方の資格を有する者が最も得点が高く、資格なしの者が最も得点が低かった。
- 資格なしの者は指標総得点・下位因子得点のいずれかで他の群と有意差があった。
- 資格なしの者は、通報対象への直接的なケアである Factor 1 の得点が他の群と有意差があった。

CHAPTER 4　尺度を活用した看護研究の実際

4) 経験年数・事例数と指標得点との関連

経験年数と指標得点との関連

n=432

| | 警察官通報対応における保健師のケア実践行動指標 | | | | | |
	総得点	Factor 1	Factor 2	Factor 3	Factor 4	Factor 5
自治体保健師経験年数	0.154**	0.157**	0.152**	0.088	0.147**	0.095**
精神保健業務経験年数	0.258**	0.279**	0.220**	0.203**	0.233**	0.175**
警察官通報対応経験年数	0.271**	0.267**	0.230**	0.259**	0.220**	0.185**

注 1）Spearman の順位相関係数　**$p < 0.01$

> 精神保健業務および通報対応経験年数は指標総得点・第5因子以外の下位因子得点間に有意な正の相関がみられた。

経験事例数と指標得点との関連

n=432

| | 警察官通報対応における保健師のケア実践行動指標 | | | | | |
	総得点	Factor 1	Factor 2	Factor 3	Factor 4	Factor 5
警察官通報対応を担当した事例数	0.279**	0.275**	0.243**	0.232**	0.186**	0.289**

注 1）Spearman の順位相関係数　**$p < 0.01$

> 通報経験事例数は指標総得点・第4因子以外の下位因子得点間に有意な正の相関がみられた。

> 最後に、経験年数や経験事例数が得点に影響していることを示しました。

指標を用いた調査から、以下の知見が得られました。

【考察】（指標を用いることで得られた知見）

1) 指標得点と各経験年数の関連から、警察官通報対応においては、保健師としての業務経験を積むだけでなく、精神障害者にかかわる業務を経験しておくことが質の高いケアの展開につながる。

2) 指標得点は精神保健福祉に関する資格の有無と関連していることから、精神保健福祉の専門的な知識の習得が、通報対象本人にかかわる技術の向上につながる。

3) 警察官通報を担当する保健師への研修である精神保健相談員研修は、受講の有無により指標総得点およびすべての下位因子得点に有意差が認められたことから、通報対応を担当する保健師にとって、研修の必要性は高いことが推察された。

皆さんは、この考察を読んで、どのような感想を抱かれましたか。

指標を用いることで、結果に説得力が増したように感じられたと思います。

これが尺度を活用した研究成果ですね。

CHAPTER

5

看護研究初心者による
本書の活用事例

I 本書を活用し取り組んだ研究内容

　ここでは、本書（初版）を活用して初めて看護研究に取り組んだ事例を紹介します。研究要旨は下記のとおりです。

就学前の子どもを持つ看護師のワーク・ファミリー・コンフリクト（WFC）に関する研究

【背景】 従来から女性労働者の中でも看護師は、職務における労働、責任の荷重に加え勤務時間の不規則さにより仕事と家庭の両立を図るのは、特に難しい職業と考えられてきた。一方、乳幼児の保育はその脆弱性と心身の発育と発達が著しい時期であることからも、就労の有無に関わらず、多くの母親が負担感や不安感を持つと言われており、職業性ストレスの高い看護師は、仕事役割と家庭役割の間で、様々な葛藤を抱きながら働いていることが推察される。そこで、就学前の子どもを持つ看護師の葛藤は、仕事や育児にかける時間に基づくものや、心身のストレスに関連するもの、また、母親が子どもに対して持つイメージが影響を与えるのではないかと考えた。本研究では、看護師の仕事と家庭の両立支援策の検討のための示唆を得ることで、今後の看護職全体の働き方への支援に役立つものと考える。

【研究目的】 就学前の子どもを持つ看護師の仕事役割と家庭役割の両立により生じる葛藤（Work Family Conflict：WFC）を明らかにする。

【研究方法】 首都圏（東京都、神奈川県）にある200床以上の一般病院3施設に勤務する就学前の子どもを持つ女性看護師100名を対象に、「多次元的WFC尺度日本語版」および「子育て観尺度（CPS-M97）」を用いて無記名自記式質問紙調査を行った。データ分析にはSPSS ver23.0を用い、Pearsonの積率相関係数、t検定、一元配置分散分析を行った。有意水準は5%未満とした。

【結果】 有効回答が得られた83名（83.0%）を分析対象とした。母親の平均年齢は36.3歳（SD ± 4.8）、子どもは平均1.9人（SD ± 0.8）であった。約50%が病棟勤務で、62.7%が夜勤を免除されていた。対象者のWFCは、仕事から家庭への葛藤が、家庭から仕事への葛藤より有意に高く、特に時間に基づく葛藤が有意に高かった（$p<0.05$）。
　対象者の背景とWFCの関係は、夫と同居していない群のWFCが夫と同居している群より有意に高く（$p<0.05$）、退職を考えたこと

がある群の WFC が退職を考えたことが無い群より有意に高かった（*p*<0.05）。子育て観と WFC の関連は、「子育て満足感・生きがい感」は負の相関（*r*=-0.26, *p*<0.05）、「子育て負担感・不安感」は正の相関（*r*=0.40, *p*<0.01）がみられた。

【考察】就学前の子どもを持つ看護師の WFC は、仕事から家庭への葛藤が家庭から仕事への葛藤よりも高く、その中でも、時間に基づく葛藤が有意に高いという結果から、看護師としての職務を全うしたいという気持ちと母親としての役目も果たしたいという気持ちの間で葛藤を抱いており、時間に基づく葛藤を減少させることが WFC 全体の低減につながることが示唆された。

対象者の背景と WFC の関係は、夫と同居していない群の WFC が有意に高く、夫とコミュニケーションを密にとれることで、精神的な支えを感じ WFC の低減につながることが明らかになった。退職を考えたことの有無では、ある群の WFC が有意に高く、継続就業のためには、子育て支援制度の拡充と職務満足度の向上を合わせて考えていく必要がある。また、「子育て満足感・生きがい感」と WFC は負の相関がみられ、子育て肯定感が高くなれば WFC が低減するという結果から、子育てに対する肯定的感情を高められるような取り組みが職場や地域の中で必要であると考える。

【結論】就学前の子どもを持つ看護師の WFC は、仕事役割が家庭役割の遂行に影響を及ぼしており、特に時間に基づく葛藤が高く、配偶者などの重要他者からの精神的な支えを感じることで低減する。また、継続就業のためには、復職後は定期的に面談を行い家庭生活との両立に困難感を抱いてはいないか職場でのサポートが必要である。一方、子育て観の肯定的感情を高めることが、仕事と子育ての両立のためには、重要な要因になると考えるため、子育て支援策を検討する際には、個々に抱いている子育て観にも着目して検討する必要性が示唆された。

引用　湘南医療大学大学院保健医療学専攻健康増進・予防領域　2021 年度（2022 年 3 月修了）修士課程修了生　村山輝子氏の修士論文集より

2 本書活用のポイント

1 研究手法に悩んでいるとき、出会った本書

本書を活用し、初めて看護研究に取り組んだ村山輝子氏は、豊富な臨床や教育経験があります。助産師資格を有する看護管理者であることから、「これまで看護職の就業に関し、気になっていたことをリサーチクエスチョンとして明らかにしたい」と湘南医療大学大学院修士課程に社会人学生として入学しました。そして、研究に関する講義や統計方法についての学びを深め、特別研究として修士論文に取り組むことにしました。そのような中、筆者は村山氏から、「研究課題は明確だが、研究手法などで悩んでいる」と相談を受け、本書を紹介しました。

本書は、初心者でも尺度を使った看護研究の方法を理解しやすかったとのことで、村山氏は一気に読んでしまったそうです。本書を読む前から、質問紙調査法を用いたいと考えていたため、本書で、看護実践者による研究の課題や、正しく活用することによる尺度の有効性を学び、尺度を使った研究に取り組みました。

2 "研究初心者"による本書の活用法

ここからは、看護研究の初心者である村山氏がどのように本書を活用し、看護研究を進めたのか、村山氏の所感とともに紹介します。皆さんの参考になればと思います。

① まずは CHAPTER1 を熟読

*1 p.15

村山氏はまず、「CHAPTER1　尺度を選ぶ―研究の目的に合った尺度をどう選ぶか」[*1] を熟読し、尺度とはどのようなものかを理解しました。この CHAPTER で最も重要なのは、"原点に立ち戻る"ことです。自己の研究には尺度を使うのが有効なのが確かなのはわかっていても、尺度を活用し、自己の研究で「何を明らかにしたいのか」を明確にしておかなければ、尺度を探すことも選ぶこともできません。

研究の目的を明確にした村山氏は、文献検索で、2つの尺度（「多次元的

WFC 尺度日本語版」および「子育て観尺度（CPS-M97)」）にたどりつきました。当初は、この２つの尺度をまとめ、１つの質問紙を作成しようと考えていたそうです。しかし、本書を読み込むと、それぞれの尺度で測定した結果を適切に分析すると、より充実した結果が得られることがわかりました。村山氏は、「本書のとおりに尺度の選定プロセスをたどることで、研究の目的をいま一度見つめ直すことができ、非常に意義があった」と言います。

② CHAPTER2 の注意点に気をつければ、正しく尺度を活用できる

「CHAPTER2　尺度を活用した研究をはじめる」[*2] は、最も具体的で実践的な内容になっています。

＊2 p.35

● 尺度を活用するときは、"守らなければならないルール"を絶対守る

尺度を活用する際は、「守らなければならないルール」に書かれているとおり、尺度開発者への倫理的配慮と尺度の使用許諾を得ることに留意しなければなりません。村山氏は、２つの尺度の使用許諾をとるために、まずは指導教員に尺度開発者へ電話してもらい、使用についての内諾をもらったうえで、本書を参考に、自分で研究に関する説明と使用許諾願いの文書を作成・郵送し、承諾書を返信してもらい、正式に許諾を得ました。

また、村山氏は既存の尺度を活用するにあたり、ルール４の「尺度の改変をしてはいけない」ことも学びました。実は当初、尺度を改変して使用しようと考えていたそうです。しかし、尺度開発者に許諾を得た際、「そのまま使用してほしい」と言われたこと、本書で既存の尺度は信頼性と妥当性が確保されているから尺度として認められており、安易に改変し活用してはいけないことを知り、改変せずに使用しました。

ルール３にあるように「研究対象者への倫理的配慮にも注意」が必要です。村山氏は、質問紙を送る際の説明文に、「返信をもって研究への参加の意思確認とすること」「無記名での質問紙による回答のため、返信後の撤回はできないこと」「参加しないことによる不利益はないこと」を記載しました。

● 最も参考になった項目

村山氏が最も参考になったという項目が、「3　尺度を使用した調査をはじめる」[*3] の「尺度を活用した調査の手順とポイントを知ろう」です。この項目では、具体的な調査の手順を解説しています。

＊3 p.45

村山氏は、「尺度を活用した調査の事前準備をしよう」を参考にし、必要書類の準備と統計処理用のソフトやパソコンなどの準備を滞りなく行いました。また、「尺度を活用した質問紙をつくってみよう」を読みながら、フェイスシートと２つの尺度を活用し、それぞれの質問紙を作成しました。「データ入力や集計、分析がやりやすくなるための工夫が示されており、フェイス

シートの作成方法は大変参考になった」とのことです。

「簡単な予備調査をしてみよう」を読んで予備調査も行いましたが、本調査までの時間が十分とれず、得られた回答数が少なくなってしまったのが反省点だそうです。しかし、村山氏は「予備調査を行ったことで、質問紙のさまざまな問題点や課題が明確になった。本書のとおり、予備調査を行ってよかった」と振り返ります。

調査対象へ依頼する際は、「調査実施の依頼の仕方」のとおり、対象病院の看護部長に電話し承諾を得たうえで、病院を訪問して調査に関する説明と質問紙の配布を依頼しました。

③ CHAPTER3 の手順に沿って行えば研究結果をまとめられる

質問紙の処理については、「CHAPTER3　尺度を使って研究をまとめる」[*4]にその方法がわかりやすく書かれています。

* 4 p.65

村山氏は、回収した質問紙を CHAPTER3 の手順のとおり処理しました。統計処理には spss を使用し、分析には指導教員の許可を得て量的研究を熟知した人に指導を仰ぎました。その人の助言を得ながら、自分が知りたい結果を得るための分析方法などの手法を、実際の統計ソフトを使って分析の意味と方法を学び実施しました。

以上のように、本書に沿って確実に研究プロセスを踏み、進めていくことによって、初めてでも研究成果をまとめることができます。本書は、研究初心者にとっての道しるべのような存在なのです。

研究テーマに目をつけたときから、リサーチクエスチョンの設定および研究デザインの設計、データの収集・分析方法など研究のプロセスの要所要所で役立ちます。ぜひご活用ください。

終 章

尺度活用によるふた味違うコツ

　　ここまであきらめることなく、最後まで熟読されてきたあなたはすでにお
わかりのことと思います。尺度を適切にうまく活用さえできれば、尺度はた
いへん便利な研究時の道具であり、研究手法であることを……。

　　今一度述べますが、尺度とはある事象を測るためにつくられた道具です。
ある看護場面の現象を測定するということは、研究の目的そのものです。研
究目的、つまり研究課題さえ合致すれば、尺度は非常に有効な手段です。そ
のことは確信をもってお伝えできます。さらに、尺度は、その開発過程で、
内的一貫性かつ安定性による信頼性および、表面妥当性、内容妥当性、適切
性、構成概念妥当性、基準関連妥当性からの妥当性を検証しなければなりま
せん。さらに、因子構造の再現性が確認されていますので、研究の信頼性を
高める手続きをすでに踏んでいることになります。

　　研究は正しい研究手法に基づくこと、つまり科学的手続きに則って行うこ
とが求められます。そこで、正しい開発過程を踏んだ尺度は、研究に必要な
過程を踏んでいることになります。尺度によって測定したいことを測定し、
結果を得るだけでよいのです。むしろ、尺度によって測定結果の精度向上が
図られ、研究成果が「ひと味」違うものになるでしょう。

　　さらに、尺度を用いない場合は、測定したいことを測定する質問紙の項目
を作成していかなければなりません。文献検索によって、これまでの研究を
洗い出し、現象に関わる概念の整理を行います。一方で質問紙作成に関する
基本的な方法を学習し、作成した質問紙のプレテストを行い、調査実施に向
けての準備をしなくてはなりません。

　　研究としての価値を失わないように、これらの過程を丁寧に行っていきま
すが、膨大な時間と労力を必要とするでしょう。尺度を活用すれば、これら
の質問紙開発に伴う時間を削減することができ、研究成果を比較的短時間で
得ることができます。この時間短縮が「ふた味」違う点です。

　　このように、これらの点が尺度を活用した「ふた味」違うコツといえるで
しょう。

　　しかし、尺度を適切に使用すれば強力な道具になることはこれまで述べて

きたとおりですが、尺度を活用した「ふた味」を得るためには、尺度を使って研究を行う際に絶対に守るべき以下の重要な点があります。

①あなたが測定したいと思っている現象を十分に測定できる尺度を選択すること

②尺度の限界を知っておくこと（過信しない）

③自分の都合で尺度の改変をしないこと

④信頼できる尺度を用いても、研究計画が不十分であると研究結果に信頼がなくなること（研究対象や研究手続きの基本を行わないと有効な結果を得られない）を理解しておくこと

⑤研究計画および質問紙において、尺度をルールに基づいて用いていくこと

　尺度の活用をルールに則り、適切に用いたならば、かなりレベルの高い研究を行うことが可能となります。このように尺度を適切に用いた研究で得られた研究成果は、これからの看護のエビデンスとなる可能性が高くなります。

　その結果、あなたの研究は、「一味、ふた味」だけでなく「み味」違う研究となるでしょう。

索 引

「尺度」を使った看護研究のキホンとコツ　第2版

2016 年 8 月 25 日	第 1 版第 1 刷発行
2018 年 2 月 10 日	第 1 版第 2 刷発行
2023 年 10 月 20 日	第 2 版第 1 刷発行

〈検印省略〉

総監修・執筆 ▪ 川本利恵子

執　　　筆 ▪ 鳩野洋子／長 聡子／前野有佳里

発　　　行 ▪ 株式会社 日本看護協会出版会
　　　　　　〒150-0001 東京都渋谷区神宮前 5-8-2 日本看護協会ビル 4 階
　　　　　　〈注文・問合せ／書店窓口〉TEL/0436-23-3271　FAX/0436-23-3272
　　　　　　〈編集〉TEL/03-5319-7171
　　　　　　https://www.jnapc.co.jp

装　　　丁 ▪ 新井田清輝

編 集 協 力 ▪ エイド出版

印　　　刷 ▪ 株式会社フクイン

●本著作物（デジタルデータ等含む）の複写・複製・転載・翻訳・データベースへの取り込み、および送信（送信可能化権を含む）・上映・譲渡に関する許諾権は、株式会社日本看護協会出版会が保有しています。

●本著作物に掲載の URL や QR コードなどのリンク先は、予告なしに変更・削除される場合があります。

[JCOPY]〈出版者著作権管理機構 委託出版物〉
本著作物の無断複製は著作権法上での例外を除き禁じられています。複製される場合は、その都度事前に一般社団法人出版者著作権管理機構（電話 03-5244-5088、FAX 03-5244-5089、e-mail: info@jcopy.or.jp）の許諾を得てください。

©2023　Printed in Japan　　　　　　　　　　　　　　　ISBN 978-4-8180-2754-1

●日本看護協会出版会
メールインフォメーション会員募集
新刊、オンライン研修などの最新情報や、好評書籍の
プレゼント情報をいち早くメールでお届けします。

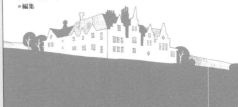

研究手法別のチェックシートで学ぶ

よくわかる看護研究論文のクリティーク 第2版

Critique

牧本清子・山川みやえ 編著

看護研究論文を読むあらゆるシーンに活かせる
クリティーク・ワークブック

研究論文に書かれていることを正しく読み解き、評価するための知識と方法を詳細に解説。研究手法ごとのクリティーク・ポイントをチェックシートにまとめ、例題論文で実際に活用した内容を掲載しています。チェックシートは最新の国際研究の指標を反映し、質的研究や尺度開発などを追加・刷新。ベーシックな研究スキルを身につけるうえで欠かせない 1 冊です。

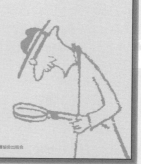

A5 判／ 352 頁／定価 3,520 円（本体 3,200 円＋税10%）
ISBN 978-4-8180-2271-3

日本看護協会出版会　｜ご注文に関するお問い合わせはコールセンターまで▶▶▶｜ Tel 0436-23-3271 Fax 0436-23-3272　ホームページ▶▶▶https://www.jnapc.co.jp

日本看護協会出版会 営業部
X（旧 Twitter）